年長者的體適能 腦適能

活動影音圖解

預防和延緩
失能&失智！

天主教永和耕莘醫院／審稿
國立臺灣大學
物理治療學系暨研究所博士／吳孟恬◎著
天主教永和耕莘醫院社工師／鄭雅安◎著

朱雀文化

共融、共享活力銀髮樂

全球「戰後嬰兒潮世代」自 2010 年起已轉而成為「高齡潮」中的所謂的年輕高齡者，在台灣，這個世代因著教育程度、創業經驗、世界觀等等，在晚年生活的自主性有別於他們的父母，已由養兒防老逐漸走上享有經濟自主、生活有規畫、有社交、有活力的期待。

我國在 2017 年開始推動的「長期照顧十年計畫 2.0」，其中對健康與亞健康者、高齡者在社區懷據點、共餐據點、銀髮俱樂部、幸福學堂等等方案，6 年來在各縣市每一村里設置一個據點的目標均已達標，都會人口密集區甚至超標，吸引這特定人口在村里間即可就近群參與，共融、共享銀髮樂。

本書兩位作者可稱是在前述場域的闢路先鋒，欣見其不藏私地將多年來致力為活力高齡所開發的創意活動方案集結成書。書中不僅有祖孫世代同樂的活動，兼顧實證的體適能促進、腦適能促進等豐富多元的方案，不僅是文字資訊，更提供讀者或使用者可以掃描 QRcode 即可上網觀看的影視資訊。

知識的分享是作者的慷慨，讀者的使用將是共創活力銀髮樂的最好回饋！！！

前輔仁大學副教授

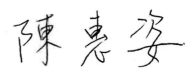

「活躍老化」——身腦適能預防照護模式

　　2002 年，世界衛生組織將「活躍老化」定義為：提升年老後的生活品質，盡最大可能以增進健康、參與和安全的過程。永和耕莘醫院多年來深耕社區，累積了豐富的長照服務經驗，也很早就意識到：預防年長者體能與認知功能退化為重要議題，因而積極建構社區活躍老化的預防照護網絡，結合醫療專業、整合團隊，推動身腦適能預防照護模式，並自 2017 年起，致力研發在地化、多元化的預防延緩失能照護課程，而孟恬和雅安便是這項課程的主導者，在她們的努力之下，永耕首創了具實證基礎的身腦適能社區介入運動方案。

　　為了達到預防延緩失能、認知刺激的目的，兩位作者從課程規畫、製作影音教材、培訓超過百位身腦適能人才，全力投入，長年深入社區，進行指導訓練、帶領活動，所以在預防延緩失能及健康促進照護模式的領域內，累積了豐富經驗。並以「身腦適能莘生活——社區活躍老化整合照護網絡方案」，獲得 2018 年 SNQ 國家品質標章的肯定。

　　很高興看到這本書的出版，不論是關注預防延緩議題的年長者及其家屬，或是對預防延緩活動有興趣的社區活動帶領人，透過這本書豐富及清楚的圖像動作指引，相信讀者們會有很大的獲益。

天主教永和耕莘醫院長照副院長

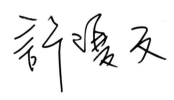

高齡預防醫學新世代

　　非常榮幸能推薦這本極富價值的好書，不僅是我多年好友的心血之作，更是關於高齡健康促進的寶貴指南。我與作者孟恬老師多年來一直在運動醫學領域攜手努力，致力於將專業知識引入醫療保健領域，透過運動與認知活動幫助長者延緩老化，這十多年來中高齡保健的重要性也成為全世界的趨勢，重心更逐步從傳統疾病救治轉為預防醫學。

　　台灣將在 2025 年進入超高齡社會，而在 2034 年，50 歲以上的中高齡族群將占據國家人口的一半以上。權威期刊近年的研究都顯示 50 歲以上是罹患多重慢性病的高峰，因此，雖然法定 65 歲以上為高齡長者，但站在預防醫學的角度，這本書更適合所有 50 歲以上族群，因為這本書的內容不僅僅是對個體老化的預防，更是對整個社會醫療體制的提升，和應對高齡社會挑戰的一種解決方案。

　　這本書的焦點主要集中在兩個重要主題上：體適能和腦適能。體適能包含身體組成、柔軟度、肌力、心肺耐力及平衡敏捷力，這是適應日常生活的基本能力。而腦適能方面，書中詳細介紹了執行功能、訊息處理、注意力、邏輯推理等認知功能的重要性。透過認知刺激活動和雙項任務訓練，長者能夠鍛鍊大腦，提升腦本，延緩認知功能的退化，從而預防失智，維持健康好腦力。這兩大議題正切和當前社會下高齡長者衰退的兩大主軸，失能與失智，因此，這本書包含多本不同主題的選擇，讓您可以依據自己的需求和興趣選擇。

　　高齡健康保健無疑是一條漫長的路，如同孟恬老師和雅安老師在這個領域耕耘的深度一樣，他們的專業知識和豐富的實際經驗，使得這本書不僅是理論的堆疊，更融合了實際操作和應用，致力於推廣社區活躍老化與延緩失能。這本書也如同他們本人親切專業又不失趣味性，希望每個人都能從中找到適合自己的小秘方，做好準備健康且正向的面對銀色新世界。

東海大學教授兼高齡健康與運動科學學程主任
全適能健康促進暨全人照護協會理事長

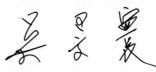

翻轉銀髮好體力，玩動樂活好腦力

　　台灣邁入超高齡社會，2025 年台灣老年人口將逾總人口數 20%，也就是每 5 個人中就有 1 位老年人。面對超高齡社會的挑戰，長期照顧十年計畫 2.0 向前擴展服務至健康、亞健康、衰弱的老年族群，大幅提倡社區式長期照顧服務，並建議長者能就近在自家鄰近的社區據點、銀髮族俱樂部、老人服務中心等參與健康促進課程。其中，「預防及延緩失能課程」近年來在台灣各處遍地開花，各界學術及社會團體創意思考多元的健康適能方案，幫助長輩增加體力、腦力、調節情緒，為的是延長「健康餘命」，讓長輩在美好的退休階段，仍擁有健康及高品質的生活。在我印象中的童年時光，最期待的就是放假拉著阿公、阿嬤陪我逛夜市，玩抽抽樂、套圈圈、打彈珠，簡單的小遊戲就讓我們玩得不亦樂乎。

　　在銀髮世代席捲的浪潮下，許多代間互動的遊戲、活動就格外的重要，不僅可以促進代間溝通，更可以透過遊戲來活絡彼此的情感。筆者整理過去十年帶領銀髮長者活動的經驗，彙整「體適能」、「腦適能」、「呼吸與心智」等遊戲方案，部分並提供 QR Code 線上影音，讓長者可以在家跟著影音檔進行活動，書中也會介紹許多坊間有趣的桌上遊戲，適合長輩與家人們同樂，共創美好的幸福時光。

國立臺灣大學物理治療學系暨研究所博士

吳孟恬

相伴銀髮樂活新世代

　　雅安畢業後即加入永和耕莘醫院長照的行列，為社區長照盡一份心力，從失智社區服務據點的成立、社區式長照機構的籌備和運作，到預防延緩失能計畫的業務，讓我在社區工作的領域有很多進步，更從與長輩相處的經驗中深刻體會、了解到預防失智、延緩失能，對長者和家屬而言有多麼重要！

　　然而在實務場域中，工作者、活動帶領者們比較難有較多時間思考撰寫教案，所以希望這本書的內容，可以讓他們有效且有系統地找到符合需求的活動內容。此外，更能藉由書中我們操作過的經驗，提供注意事項和提醒，希望能減少場域中長輩的運動傷害或挫折心理，讓活動帶領者安心，長輩們也能開心。

　　同時，也希望這本書豐富的內容，能成為家庭照顧者在陪伴長輩時的有力工具，透過書中多樣化的體適能、腦適能活動，以及影片教學，可以吸引長輩的注意力，符合不同程度的長輩需求。

　　最後，感謝天主教永和耕莘醫院團隊提供許多場域中實際狀況的建議，豐富的實務經驗讓這本書內容更適切！也感謝撰寫過程中給予協助及鼓勵的每位夥伴！願我們在陪伴長輩的這條路上能互相支持！願我們能繼續帶著溫暖與愛，一同與長輩們經歷精彩的人生篇章！

天主教永和耕莘醫院社工師

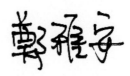

如何使用本書

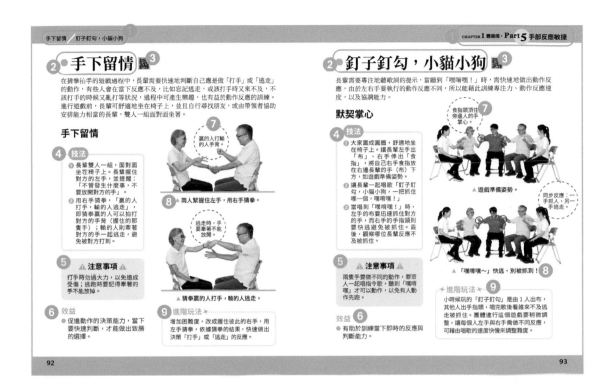

① **篇章單元名稱**：讓讀者能迅速找到要操作的活動和遊戲。

② **活動名稱**：體適能運動、腦適能遊戲等的名稱。

③ **QR Code**：部分活動會附上 QR Code 影片解說，惟 QR Code 影片內容與書中該動作內容順序略有不同，且有些會增加動作，所以僅供參考。讀者可以先看完書中的說明再參考影片，當然也可以單獨看影片運動！另外，幾項活動同時附上教案下載，可以印在紙張上供長輩使用。

④ **技法**：條例式解說步驟，更易了解操作方法。

⑤ **注意事項**：提醒操作過程中容易發生的問題和困難，務必留意！

⑥ **效益**：進行這項活動、遊戲的優點，讀者可依自己或長輩的需求選擇適合的活動。

⑦ **重點提醒**：進行這項活動、遊戲時的大重點！一定要注意！

⑧ **圖說**：進行這項活動、遊戲時的步驟圖說明。

⑨ **進階玩法**：除了簡單好入門的活動、遊戲外，還提供一些更有變化、加深難度的玩法，可依自己或長輩的需求、認知狀況操作。

目錄 Contents

CHAPTER 1 體適能

Part 1 伸展運動

Part 2 有氧協調運動

Part 3 肌耐力運動

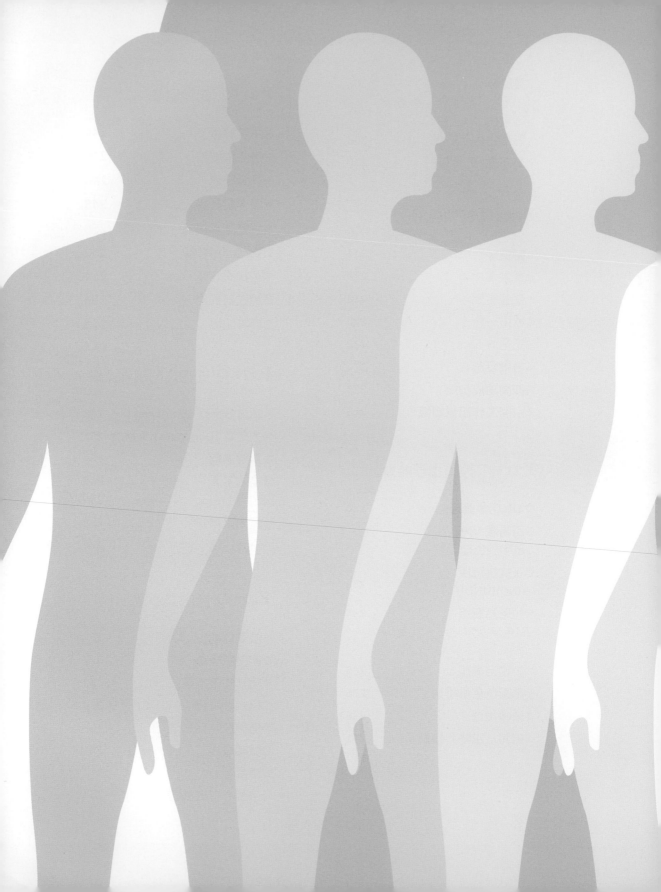

CHAPTER 1

體適能

體適能包含了身體組成、柔軟度、肌力、心肺耐力和平衡敏捷力，是適應日常生活的基本能力。銀髮族定期參與運動，可以促進肌肉、骨骼、心血管與平衡功能。透過有趣的體適能活動，鼓勵互動，提高長輩們的自信心、減少孤寂感，有助於提升整體生活品質，以及預防疾病。

接下來分享一些實用、簡單，而且大多長輩都能操作的體適能活動，不管是團體活動或是居家自己操作都很適合，但要記得操作時要特別注意安全，身旁必須有人陪伴，以愉快的心情進行。

Part 1 伸展運動

單元介紹

伸展運動俗稱拉筋運動，在運動前伸展可以預防運動傷害，運動後伸展可以減緩運動後的疲勞與痠痛。肌肉痠痛可分為「急性肌肉痠痛」、「延遲性肌肉痠痛」。急性肌肉痠痛是指在運動過程中或運動後立即產生的痠痛感，主要是激烈運動時肌肉缺氧造成乳酸堆積，在運動後做靜態伸展，可幫助乳酸代謝；另一種是延遲性肌肉痠痛，你發現了嗎？有時候運動後的當下不會有疲勞感，但隔天或後天就會有明顯「鐵腿」的感覺，這就是運動後 24 ～ 48 小時內會出現的延遲性肌肉痠痛。延遲性肌肉痠痛是因為運動過程中，肌肉纖維的微小撕裂傷所造成，可以藉由運動後讓肌肉充分休息、按摩和伸展運動幫助血液循環回流，促進肌肉放鬆，幫助身體加速代謝，以縮短肌肉痠痛的恢復期。

　　伸展運動的頻率建議每週進行 3 ～ 5 次，也可以多做，建議在運動前暖身，以及運動後緩和時都進行。特別要注意靜態伸展動作的維持時間，應該要達到肌肉緊繃狀態持續 15 ～ 30 秒左右，若伸展動作的秒數過短，可能無法達到肌肉延展的效果，並且建議身體的每一個部位，重複 1 ～ 3 次的伸展動作。

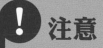 注意

務必選用固定不會滑動的椅子，伸展動作不可以「彈震」方式進行，以免彈震瞬間拉扯的力量造成運動傷害，且運動過程要保持呼吸，不要憋氣。

●上肢伸展運動

關於上肢伸展運動，包含頸部、胸部、肩膀、手臂和體側的靜態伸展與動態關節活動。靜態伸展的部分，要停留在肌肉有緊繃感維持 15 ～ 30 秒、重複 1 ～ 3 次；動態關節活動的部分，可每個方向執行 5 ～ 10 次的活動放鬆筋骨。

上肢伸展運動 —— 頸部運動之微笑曲線

技法

1 頭往下看。

2 緩慢向右轉，視線看向右肩膀停留約 10 秒，再往下回到中間，再慢慢頸部轉向左側停留約 10 秒，像畫個微笑曲線。

3 來回 3 ～ 5 次，配合呼吸緩慢轉動。

⚠ 注意事項 ⚠

禁止頭往後仰做 360 度頸部繞環，以免造成後頸椎壓力過大。

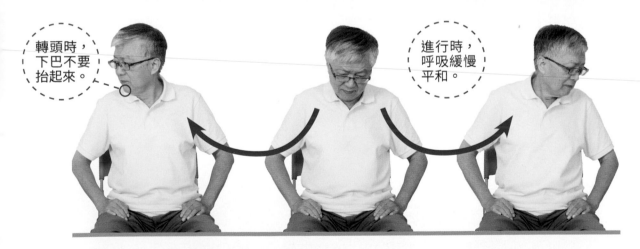

轉頭時，下巴不要抬起來。

進行時，呼吸緩慢平和。

效益

● 頸部運動可以增進關節活動度，適時活動頸椎，能減少肩頸僵硬問題。

● 適合長久坐著打電腦或滑手機的低頭族，每工作一段時間就要緩慢轉動一下頸部，以預防頸椎退化性關節炎。

上肢伸展運動 —— 肩部環繞

技法

1. 雙手放在肩膀前方。
2. 肩部向後旋轉 5 次，反方向，向前旋轉 5 次。
3. 動作配合呼吸，吸氣緩慢向上，呼氣往下轉動。

⚠ 注意事項 ⚠

● 避免做快速轉肩的動作，以緩慢進行動作即可。

● 若肩膀處於急性疼痛期，應休息並停止會造成肩痛的動作。

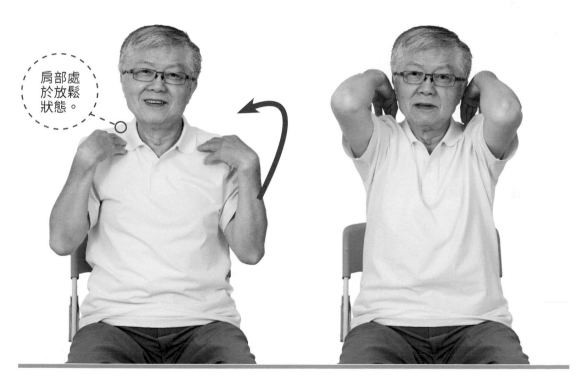

肩部處於放鬆狀態。

效益

● 肩膀繞環動作能幫助肩膀放鬆、增加肩關節活動度。

● 肩膀暖身後再做運動，也可以預防肩部疼痛的運動傷害發生。

上肢伸展運動 ── 三頭肌伸展

技法

① 右手向上放在肩胛骨上方，另一手壓在右手手肘上，伸展三頭肌（蝴蝶袖）的部位。

② 換邊，左手在上放在肩胛骨上方，另一手幫忙壓住左手手肘，伸展左手的三頭肌。

③ 伸展動作維持 15 ～ 30 秒。

⚠ 注意事項 ⚠

● 若手無法伸直摸到肩胛骨，可摸到上背部就好。

● 伸展過程中，保持呼吸不要憋氣。

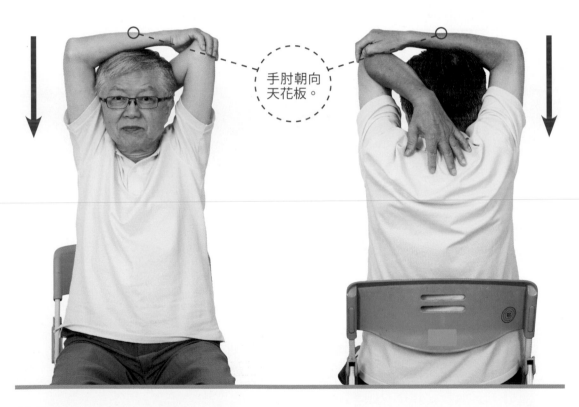

手肘朝向天花板。

效益

● 三頭肌伸展可以讓頸部、肩膀、手臂和上背部的肌肉放鬆。

● 改善蝴蝶袖，重新雕塑三頭肌的肌肉曲線。

上肢伸展運動 —— 胸肩伸展

技法

1. 臀部坐在椅子前方，雙手向後下方拉住椅桿，手肘伸直。
2. 身體向前做胸肩伸展，頭微微向上仰，感覺胸部痠緊感。
3. 維持這個姿勢 15 ～ 30 秒。

⚠ 注意事項 ⚠

- 伸展過程中，保持呼吸不要憋氣。
- 要注意重心位置，避免過度前傾造成跌倒。

效益

- 胸肩伸展除了可以伸展胸大肌，也可以改善圓肩胸悶的狀況。
- 放鬆肩關節前側的肌群。

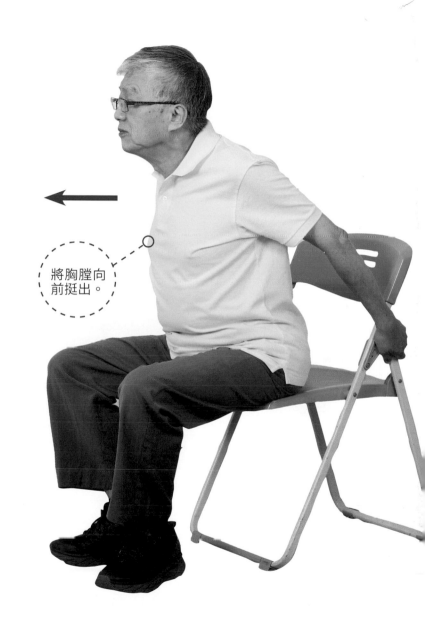

將胸膛向前挺出。

上肢伸展運動 —— 手腕伸展

技法

1. 雙手手背互貼。
2. 手腕向下彎曲 90 度，像是反向拜拜的動作。
3. 做這個動作維持 15 ～ 30 秒。

⚠ 注意事項 ⚠

- 現代人常用滑鼠可能壓迫到正中神經，想測試是否罹患腕隧道症候群嗎？可以做這個動作停留 60 秒，測試是否有痠麻或疼痛感。
- 若手腕疼痛不適，建議平常減少手部用力的動作，並避免長時間抓握重物，若休息仍未減緩疼痛，建議盡早就醫治療。

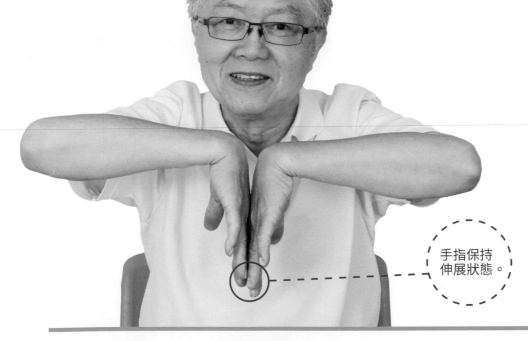

手指保持伸展狀態。

效益

- 這個動作又稱斐倫式檢測法（Phalen's test），能測試是否有腕隧道症候群。
- 想要預防腕隧道症候群，就得避免手腕長時間進行重複性動作，可做手腕關節關節伸展以舒緩手腕。

上肢伸展運動 ── 手腕關節屈肌、伸肌伸展

技法

手腕關節屈肌伸展

1. 將一手掌心朝上,手臂向前伸直,手腕向下彎曲。
2. 用另一隻手抓住手掌心處向內拉,以放鬆手腕關節屈肌。
3. 維持 15 ～ 30 秒後再換手操作。

手腕關節伸肌伸展

1. 將一手掌心朝下,手臂向前伸直,手腕向下彎曲。
2. 用另一隻手抓住手背處向內拉,以放鬆手腕關節伸肌。
3. 維持 15 ～ 30 秒後再換手操作。

⚠ 注意事項 ⚠

伸直的手臂不須過度用力,讓手臂自然伸直放鬆,以延展手臂肌群。

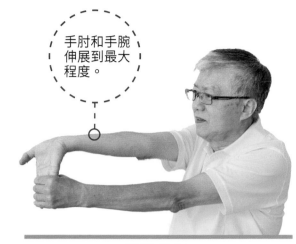

手肘和手腕伸展到最大程度。

屈肌伸展

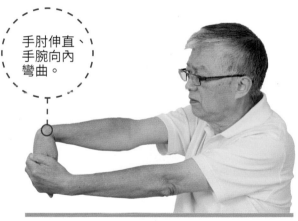

手肘伸直、手腕向內彎曲。

伸肌伸展

效益

- 用於平時的手腕保養,可在長時間手腕動作後進行,比如使用滑鼠、打球揮拍運動後,伸展手腕可以減緩肌肉疲勞與痠痛感,降低受傷的機會。
- 腕隧道症候群的舒緩動作,能放鬆手腕、手掌及前臂的緊繃感。

上肢伸展運動 —— 大拇指肌肉伸展

技法

1. 大拇指包在手掌心內，握立拳，拳眼向上。
2. 手腕向下彎，感覺到大拇指連接手腕的肌群痠緊感。
3. 停留在這個位置 15 ～ 30 秒後再換手操作。

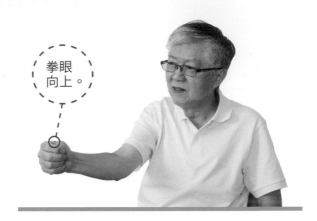

拳眼向上。

⚠ 注意事項 ⚠

做這個動作時，大拇指近手腕處若壓會痛，可能是「媽媽手」的症狀。這個問題不只是媽媽才會有，只要過度使用大拇指，比如打電玩手遊、拿舉重物等都有可能發生這個問題，這是重複使用、過度拉扯此處肌腱而造成發炎腫痛的症狀。因此，建議經常性使用大拇指後，可多做大拇指肌肉伸展動作。

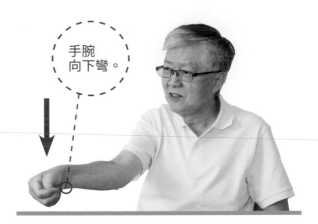

手腕向下彎。

效益

● 伸展放鬆大拇指的肌肉。
● 舒緩媽媽手的疼痛。

✭ 小常識

因過度使用大拇指造成俗稱「媽媽手」的肌腱炎，常見在大拇指下方手腕處，伸拇短肌肌腱和外展拇長肌肌腱通過伸肌支持帶的交接處，有發炎與疼痛症狀。

上肢伸展運動 ── 肱橈肌按摩

技法

1. 手臂向前方伸直、大拇指向上,像與人握手的動作,找到在手肘下方最厚、最突的肌肉部位──肱橈肌。
2. 用另一隻手的大拇指按壓該肌肉位點,被按壓的手輕輕轉動,會感覺到該肌肉有一點痠痠的感覺。
3. 按摩數次,放鬆肱橈肌。

⚠ 注意事項 ⚠

- 注意按壓的肌肉位點要正確才有感,避免錯壓到骨頭或手臂內屈肌的位置。
- 按壓住手臂後,手臂輕輕地來回轉動,可感到肱橈肌被撥動的感覺。

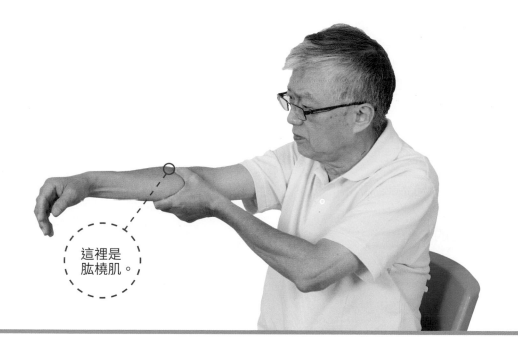

這裡是肱橈肌。

效益

- 可以放鬆肱橈肌。
- 有效減緩手肘外側疼痛。

核心伸展運動 ── 坐姿扭轉

技法

1. 坐在椅子上向右轉身,將右手臂放置於椅背,眼睛看向右肩,向後旋轉伸展腹部內外斜肌群。
2. 停留 15 ～ 30 秒後再換邊。
3. 轉身向左,將左手臂放置於椅背,眼睛看向左肩,伸展另一側的腹部內外斜肌群。
4. 停留 15 ～ 30 秒。

⚠ 注意事項 ⚠

- 若不容易轉身,將身體向前坐到椅子前側。
- 轉身時,保持臀部不移動,只有腰部平行扭轉而已。

效益

- 伸展放鬆上背部與頸部,促進腸胃蠕動。
- 增加脊椎的柔軟度。

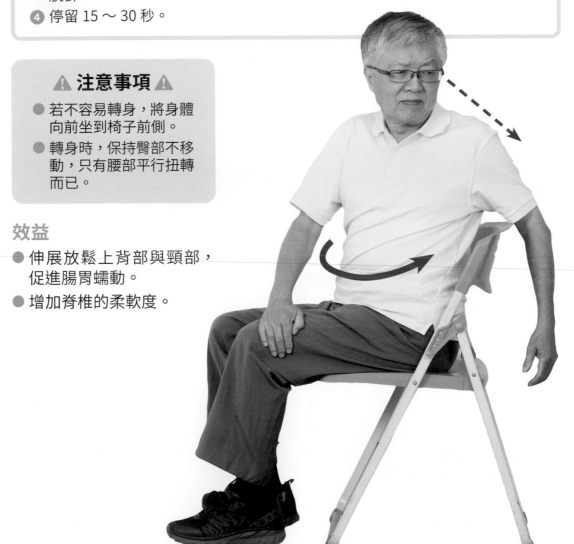

核心伸展運動 —— 腰側伸展

技法

1 雙手十指交握向前拉直。
2 雙手向上拉直。
3 朝向左側拉伸體側肌群，感覺到體側痠緊感，伸展 15 ~ 30 秒，再回正。
4 換邊朝向右側拉伸體側肌群，伸展 15 ~ 30 秒。

⚠ 注意事項 ⚠

● 注意側彎時，上半身不可以前傾。
● 依照個人可進行的角度操作，停留在微痠緊感就好，不要過度勉強。

效益

● 減輕腰部、肩膀的疲勞。
● 增加腰側延展性，讓身體更加放鬆。

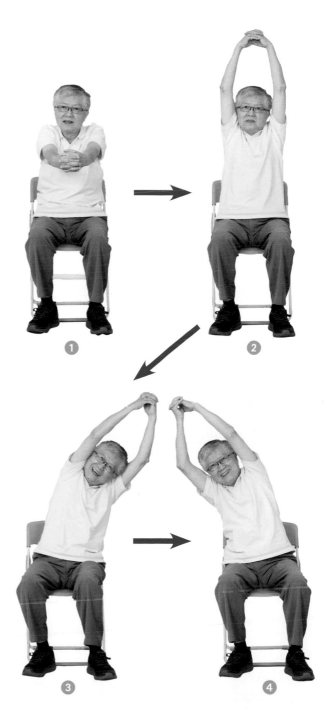

核心伸展運動 ── 背部伸展

技法

1. 雙手十指交握向前拉直，約與肩膀同高，手肘彎曲。
2. 頭部向下置於雙手之間，收下巴貼近胸口。
3. 拱起背，像是抱著一顆大球一般，伸展背部肌群。
4. 停留 15 ～ 30 秒。

⚠ 注意事項 ⚠

● 保持呼吸不要憋氣。

● 肩膀放鬆，不要聳肩，頭部自然向下，埋於雙手臂之間，雙眼閉著做更加放鬆。

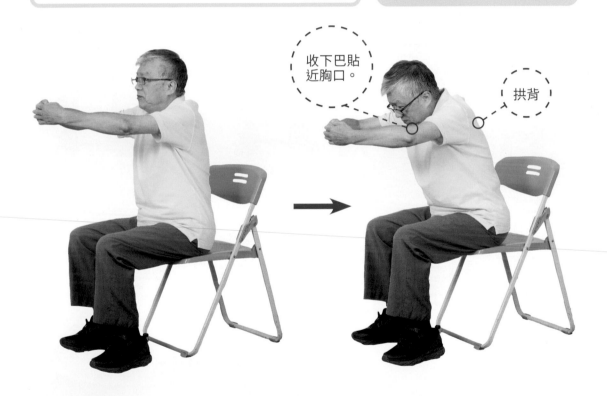

收下巴貼近胸口。

拱背

效益

● 長時間坐著，頸部、肩膀、背部會變僵硬，做一下背部伸展，消除肌肉痠痛，改善血液循環。

● 放鬆背部、肩膀和後頸部肌群。

核心伸展運動 —— 坐姿前彎

技法

1 坐在椅子前側,吸氣雙手畫圓抱胸,呼吸縮下巴靠向胸口。

2 脊椎一節一節地往下彎曲,雙手向下延伸。

3 雙手貼於雙腳腳尖,在這個位置停留一下,要能感覺到腰背部痠痠緊緊的。

4 脊椎再慢慢一節一節的回正,回復原本的坐姿。

⚠️ **注意事項** ⚠️

● 過程中,保持呼吸不要憋氣。

● 速度不用快,緩慢進行,按摩脊椎。

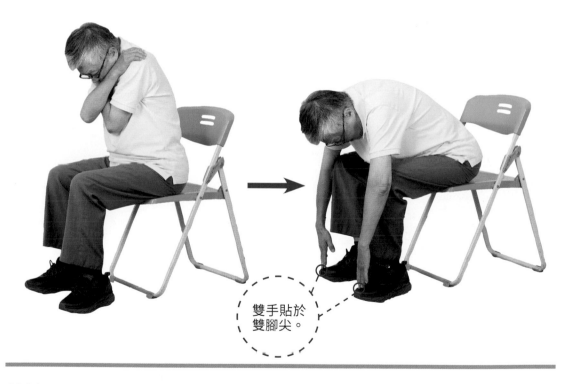

雙手貼於雙腳尖。

效益

● 脊椎按摩,增加脊椎柔軟度。

● 緩解腰痠背痛。

●下肢伸展運動

關於下肢伸展運動，包含腿部、臀部，涵蓋髖關節、膝關節和踝關節的靜態伸展與動態關節活動。靜態伸展的部分，要停留在肌肉有緊繃感維持 15 ～ 30 秒、重複 5 ～ 10 次；動態關節活動的部分，可每個方向執行 5 ～ 10 次活動放鬆筋骨。

下肢伸展運動 ── 坐姿腿後肌群伸展

技法

① 坐姿右腳向斜前方伸直，膝蓋伸直，腳尖朝上。
② 雙手放在彎曲的大腿上方，身體微向前下方壓，感覺右腳腿後肌群有些微痠緊感。
③ 維持 15 ～ 30 秒。
④ 換邊進行，左腳伸直，伸展左腳腿後肌群。

⚠ 注意事項 ⚠

● 這個動作常見的錯誤姿勢，是將雙手放在伸直的腳上，容易造成伸直的腳膝蓋過度承重壓迫的狀況。
● 伸直的腳可以往前方伸直，也可以因為長輩動作角度的限制，將腳向外微開，調整成往斜前方伸直。

效益

● 有助於放鬆腿後肌群，特別是在久站或走路一天後，記得做這個動作拉拉筋，以免過幾天「鐵腿」喔！
● 有些長輩晚上容易小腿抽筋，也可以做這個動作來舒緩抽筋的疼痛感。

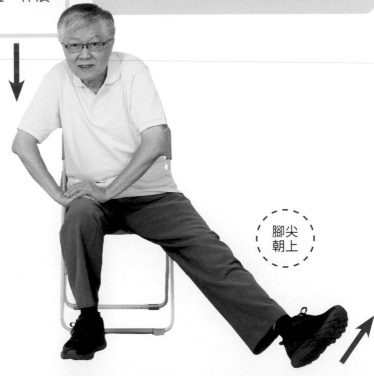

腳尖朝上

下肢伸展運動 —— 臀部伸展之抱腿繞腳踝

技法

1. 坐姿將單腳大腿抱靠近身體胸前，伸展臀部和臀大肌。
2. 停留在這個位置 15 ～ 30 秒，順便可以轉動腳踝，以順時針、逆時針方向各轉動數次。
3. 換腳再進行一次相同的動作。

⚠ 注意事項 ⚠

- 請視個人能力而定，不要勉強腳抬起的高度。
- 如果有髖關節問題的人，在做運動時，須依照自己的能力調整動作的範圍。

效益

- 放鬆臀部肌群。
- 增加踝關節的活動度。

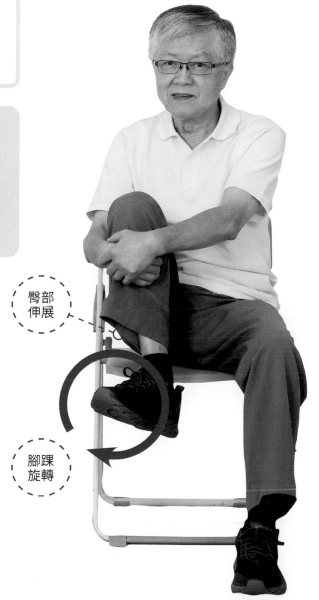

臀部
伸展

腳踝
旋轉

下肢伸展運動 —— 臀部肌群伸展

技法

① 將右腳抬起置於另一腿上，以手輕壓膝蓋，讓大腿盡量打平。
② 身體微向前傾，讓胸靠近腿部，感覺到臀部後方肌群痠緊感。
③ 維持這個姿勢 15 ～ 30 秒。
④ 再換腳進行。

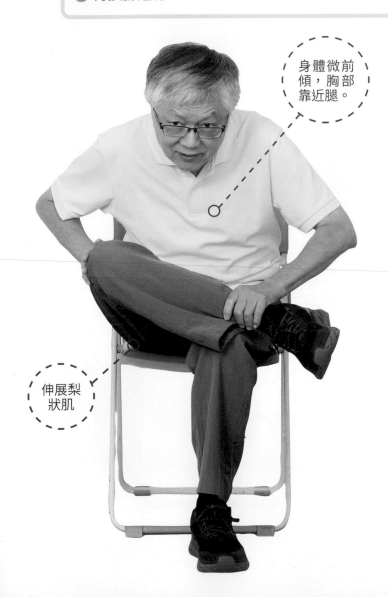

身體微前傾，胸部靠近腿。

伸展梨狀肌

⚠ 注意事項 ⚠

● 像蹺二郎腿的動作，要讓大腿中間保留較大的空隙，不要太淑女了！
● 大腿盡量打平時，依個人能力調整，不要勉強。

效益

● 主要在伸展臀部後方肌群，特別可以伸展到臀大肌深處梨狀肌的部位。梨狀肌是坐骨神經通過的地方，常久坐或坐姿不良愛蹺二郎腿的人，常會有梨狀肌發炎的問題。當梨狀肌腫脹會壓迫到坐骨神經，也會有類似坐骨神經痛的症狀發生。

床上伸展運動

早上起床時突然從躺姿坐起，是否經常閃到腰？起床前不妨先在床上滾一滾，躺著做運動，伸展全身上下各肌群，讓身體準備好再起床，開始一天的生活吧！睡前躺在床上也可以做，用伸展運動幫助消除辛勤一整天後的肌肉疲勞感，讓身體能放鬆睡個好覺。床上的伸展運動會伸拉到脊椎，能幫助脊椎、肩頸放鬆，但若曾有脊椎受傷或脊椎曾開過刀的長輩則不適合進行，建議向醫師詢問是否適合進行床上伸展運動。

床上伸展運動 —— 抱膝排氣式

技法

① 躺在床或瑜伽墊上。
② 將右腳彎曲，用雙手抱住膝蓋，讓大腿盡量靠近胸前，另一隻腳伸直貼地。
③ 配合深長的呼吸，停留在這個姿勢 15 ～ 30 秒後換左腳進行。

⚠ 注意事項 ⚠

● 剛吃飽時不要做這個伸展運動，以免造成身體不適。
● 做抱膝排氣式的過程中，記得下背部要緊貼於墊子上。

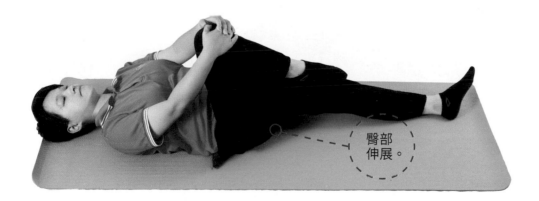

臀部伸展。

效益

● 這個動作會壓迫到腹部，有助於排出脹氣，促進消化，改善便祕。
● 背部舒服地躺在墊子上，能幫助舒緩腰痠背痛。

床上伸展運動 ── 抱膝滾動放鬆下背部

技法

1. 雙腳膝蓋彎曲以雙手固定。
2. 讓大腿盡量靠近身體，感覺到下背部伸展。
3. 可以雙手抱膝左右滾動一下，按摩下背部。

⚠ 注意事項 ⚠

- 剛吃飽的時候不要做這個運動，以免造成身體不適。
- 過程中，背部要緊貼於墊子上，來回滾動速度不要太快，放鬆慢慢做就好。

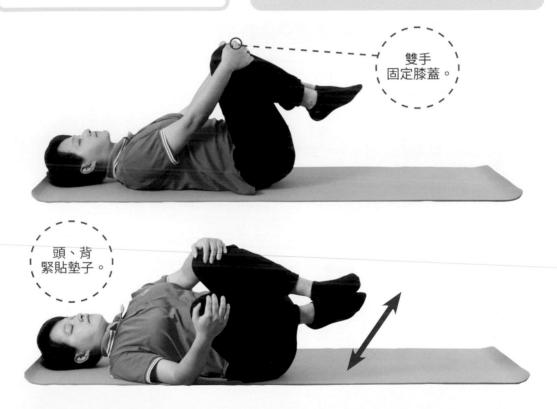

雙手
固定膝蓋。

頭、背
緊貼墊子。

效益

- 雙腳膝蓋一起彎曲，可以伸展到更深層的背部肌群，左右滾動結合背部的按摩。
- 有助於幫助舒緩下背部，跟腰痠背痛說 bye bye ！

床上伸展運動 —— 側腰扭轉式

技法

1. 躺姿，右腳彎曲跨越過左腳，將右腳放在左腳旁的地上。
2. 同時用左手扶壓住右腳膝蓋，身體轉向右側。
3. 右手張開約與肩同高，臉轉向看右手方向。
4. 配合深長的呼吸，維持 15 ～ 30 秒後換腳進行操作。

⚠ 注意事項 ⚠

- 頭部轉向的位置與身體扭轉的位置相反，過程中盡量不要讓肩膀離地。
- 可以將膝蓋抬高更靠近胸部，胸部扭轉會更深層，動作不用快，放鬆停留在自己可以的位置做靜態伸展即可，最好不用外力勉強自己過度伸拉。

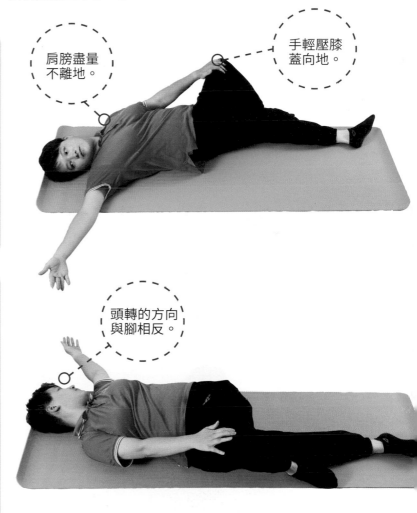

肩膀盡量不離地。

手輕壓膝蓋向地。

頭轉的方向與腳相反。

效益

- 胸部和卜肢朝向不同的方向扭轉，可以伸展到一側胸大肌及腰部上方腹斜肌，放鬆到另一側腰部下方的腰方肌。
- 有助於放鬆髖部、腰部的緊繃感。

床上伸展運動 ── 眼鏡蛇式

技法

① 轉身變成俯臥姿，起始動作將雙手掌心撐地在肩膀正下方。

② 下巴貼近地板，雙腳併攏。

③ 吸氣雙手臂伸直撐地，上半身抬離地面，下巴微向上仰，肩膀放鬆不聳肩，感覺到腹部肌群伸展拉長。

④ 停留在這個姿勢 15 ～ 30 秒。

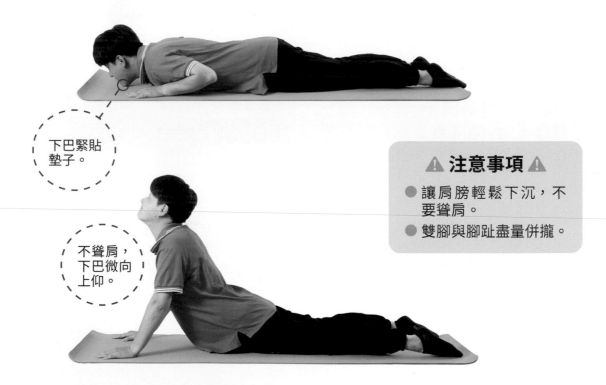

下巴緊貼墊子。

不聳肩，下巴微向上仰。

⚠ 注意事項 ⚠

● 讓肩膀輕鬆下沉，不要聳肩。

● 雙腳與腳趾盡量併攏。

效益

● 眼鏡蛇式可以讓胸部深處開展，擴展胸部，改善胸悶或呼吸不順的情形。

● 眼鏡蛇式向後舒展，能夠將肩頸和背部肌肉拉展開，能改善頸部與背部痠痛問題。

床上伸展運動 —— 貓式伸懶腰

技法

① 將雙手掌著地，置於肩膀的正下方。

② 雙膝蓋著地在髖關節的正下方，膝蓋打開與肩同寬。

③ 吸氣時，收腹脊椎下凹；呼氣時，將背部拱起，下巴貼近身體，想像貓咪拱背的動作。

④ 緩慢地來回重複動作 5 ～ 10 次。

⚠️ **注意事項** ⚠️

● 跪姿，膝蓋張開與肩同寬。

● 起始動作時，手掌著地盡量在肩膀的正下方。

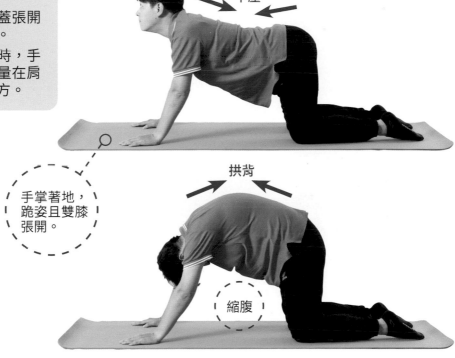

下壓

手掌著地，跪姿且雙膝張開。

拱背

縮腹

效益

● 舒緩背部緊繃，延展脊柱及伸展頸部。

● 增加脊椎的柔軟度。

Part **2** 有氧協調運動

單元介紹

有氧運動的目的是促進心血管健康、提升心肺耐力。有氧運動訓練常使用規律的身體大肌肉群的運動，像是走路、跑步、騎腳踏車等，都是常見的有氧運動型式。而有氧協調運動，是在有氧運動中再增加一些動作協調的困難度，比如兩隻手交叉拍膝蓋、交叉腳尖點地等，同時需要操作對側肢體，這類運動更需要大腦的胼胝體幫忙處理雙側肢體協調的任務。上肢加下肢需要同步進行運動，也是一種雙項任務的挑戰，可以嘗試當自己同時上肢、下肢活動時，會不會手忙腳亂忙不過來呢？又或者做了手的動作，就忘了腳的動作，又或是動作打結了。有氧協調動作的訓練，也可以幫助我們增加手腳的靈活度喔！

　　這個單元中，我們提供一些適合長輩們進行的有氧協調運動，包括站姿、坐姿的有氧協調動作。其中坐姿運動能減少許多身體負重的壓力，所以很適合剛開始運動的長輩，同時，也較適合膝蓋關節炎或不便久站運動的長輩進行。

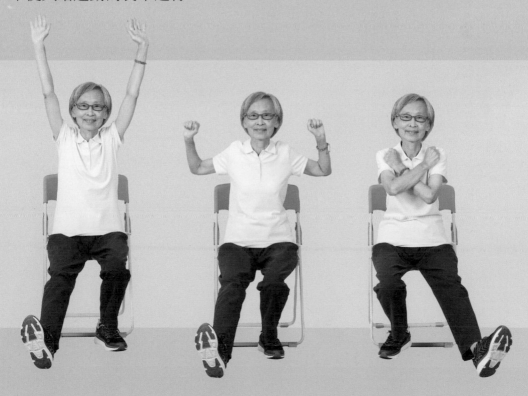

● 站姿有氧協調運動

這個單元介紹站立的有氧協調運動，裡面有許多肢體交叉的動作，會帶到單側肢體必須跨越身體的中線運動，這樣增加肢體協調性的難度，如果本身平衡能力比較差的長輩，可以自行放慢速度，或是改進行坐姿有氧協調運動。動作1 開合交叉點腳是基礎動作，接下來的 動作2 ～ 動作6 ，是從基礎動作上，再增加一點點難度來挑戰。在踏併步交叉點腳尖的同時，加上上半身手的動作，增加手腳協調的訓練。每項動作可以來回操作 10 次。

站姿有氧協調運動 —— 動作1 開合交叉點腳

技法

1. 站姿雙腳與肩同寬，兩手扠腰，先熟悉左右腳開合的踏併步。
2. 接著在併腳時，將腳尖交叉向前點地，左右來回進行 10 次。

⚠ 注意事項 ⚠

- 由於交叉點地身體會較不穩定，在執行時，小心不要被自己的腳絆倒。
- 若站立平衡較不好的長輩，也可以站在椅子後面，扶著椅子操作。

效益

- 可以增加下肢協調能力。

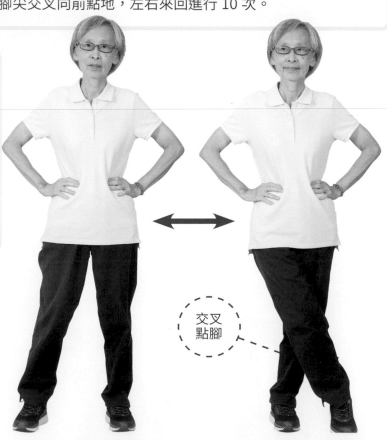

交叉點腳

站姿有氧協調運動 ── 動作2 推手＋交叉點腳

技法

① 站姿雙腳與肩同寬，兩手扠腰，先熟悉左右腳開合的踏併步。

② 接著在併腳時，將腳尖交叉向前點地，並將雙手推出。

③ 左右來回進行 10 次。

⚠ 注意事項 ⚠

● 推手的方向要和點腳的方向相同。

● 小心不要被自己的腳絆倒了！手忙腳亂的話，可以先做腳的動作，練熟了再增加手部動作喔！

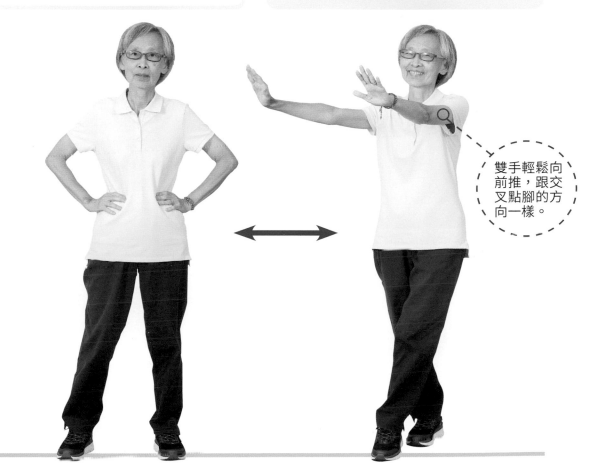

雙手輕鬆向前推，跟交叉點腳的方向一樣。

效益

● 手腳併用的雙項任務訓練。

● 促進手腳的有氧協調動作能力。

站姿有氧協調運動 —— 動作3 擴胸＋交叉點腳

技法

1. 站姿雙腳與肩同寬，雙手張開手肘彎曲，做擴胸動作。
2. 腳部交叉前點，腳交叉時，雙手肘向內合在胸前。
3. 左右來回進行 10 次。

⚠ 注意事項 ⚠

手腳並用難度較高，若平衡不佳，可以先選手部或腳部單項動作進行。

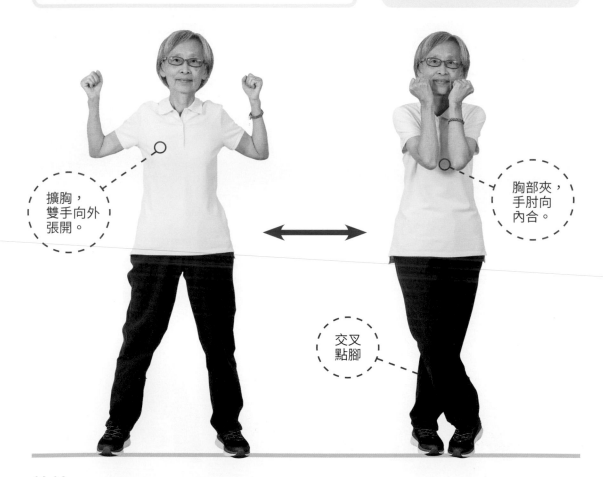

擴胸，雙手向外張開。

胸部夾，手肘向內合。

交叉點腳

效益

- 促進有氧協調能力，也一併做上肢擴胸訓練。
- 上下肢同步進行雙項任務訓練。

站姿有氧協調運動 —— 動作4 手部綜合＋交叉點腳

技法

1. 起始動作如下方中間動作圖示,先將雙腳張開與肩同寬。
2. 動作向左進行時,將一腳的腳尖交叉向前踏交叉點地,並且舉起雙手。
3. 再回到中間動作,動作再向右進行,將另一腳尖向前踏交叉點地,並將雙手往前平推,來回進行 10 次。

⚠ 注意事項 ⚠

● 手忙腳亂的話,可以先從手部或腳部單項動作擇一進行。

● 若雙腳交叉前點不容易做,可以改用簡單版的雙腳來回踏併步。

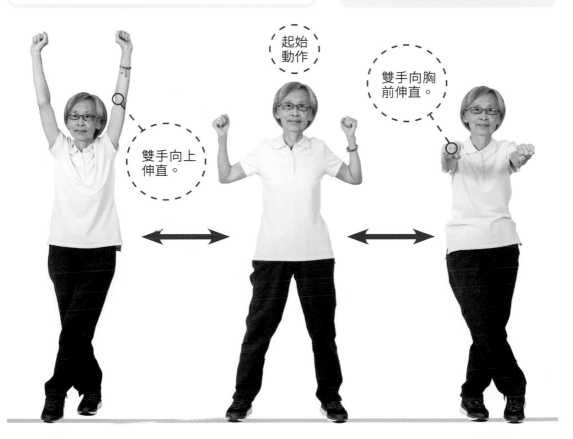

雙手向上伸直。

起始動作

雙手向胸前伸直。

效益

● 考驗長輩的動作轉換能力。
● 促進手腳併用的雙項任務能力,以及有氧協調能力。

站姿有氧協調運動 —— 動作5 原地踏步＋手拍膝

技法

1. 讓長輩站在椅子旁邊，用單手扶著椅子，進行原地踏步的動作。
2. 用外側手輕拍同側膝蓋和對側膝蓋，來回約 10 ～ 15 下。
3. 完成後至另一側椅旁，手扶椅進行相同動作。

⚠ 注意事項 ⚠

- 平衡感不佳的長輩，可以採用扶著椅子做的有氧協調動作練習。
- 扶著椅子仍有困難的人，可以改用坐姿，進行抬腳交叉拍膝蓋的動作。

效益

- 增加手腳協調能力。
- 增加下肢肌力，讓腳有力，外出才有勁。

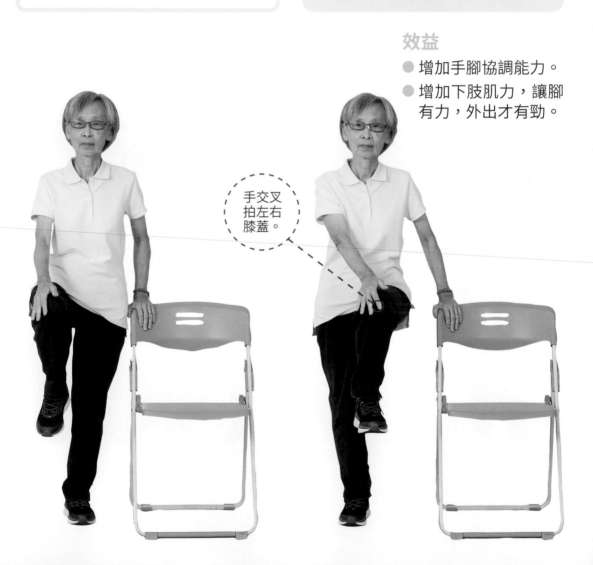

手交叉拍左右膝蓋。

站姿有氧協調運動 —— 動作6 後勾腳＋手拍腳跟

技法

1. 長輩站在椅子旁邊，用單手扶著椅子，進行原地後勾腳的動作。
2. 用外側手輕拍腳跟，來回約 10 ～ 15 下。
3. 完成後至另一側椅旁，手扶椅進行相同動作。

⚠ 注意事項 ⚠

● 交叉拍後腳跟的動作需要較好的柔軟度，如果擔心拍不到，就不要勉強，可以只做後勾腳的動作即可。

● 往後看的動作，如果轉換太快，有些人會頭暈，有不適就要立即停止動作。

效益
● 增加下肢肌力。
● 增加協調能力。

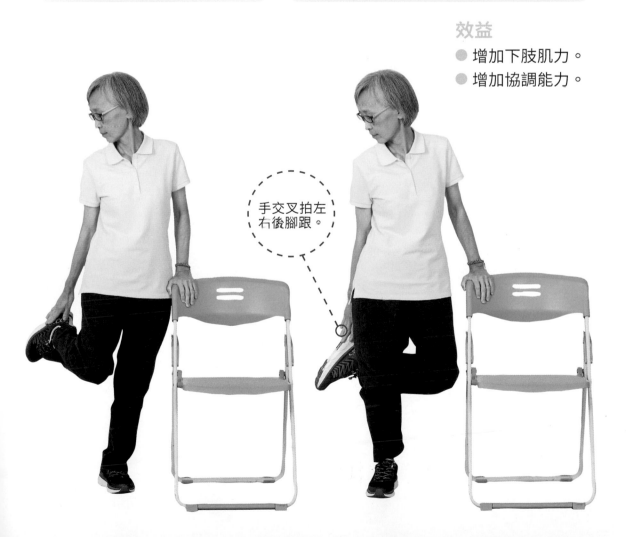

手交叉拍左右後腳跟。

● 坐姿有氧協調運動

這裡要介紹坐姿的有氧協調運動，比較適合平衡感不好，或是剛開始嘗試運動的長輩。坐姿的運動讓長輩可以將身體大部分的重量交給椅子承重，有助於降低膝關節承重的壓力，同時也減低運動時的衝擊力，是膝關節炎等疾患者適合的輕度有氧協調運動型態。

坐姿有氧協調運動 —— 動作1 交叉拍膝

技法

1. 坐姿抬腿踏步的動作。
2. 用右手輕拍左腳膝蓋，另一側手輕鬆舉起。
3. 再用左手輕拍右腳膝蓋，來回進行 10 ～ 15 下。

⚠ 注意事項 ⚠

- 適用平衡感不佳的長輩。
- 椅子不宜坐到滿，坐太後面腳不方便抬起，建議坐在約椅子 1/3 的地方。

效益

- 增加下肢腿部肌力。
- 增加協調能力。

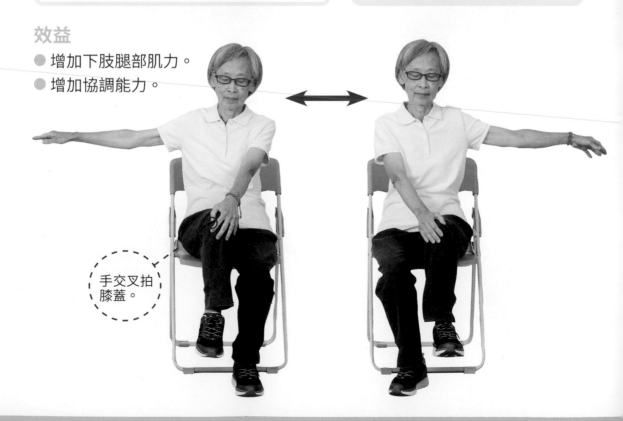

手交叉拍膝蓋。

坐姿有氧協調運動 ──
動作2 無敵風火輪

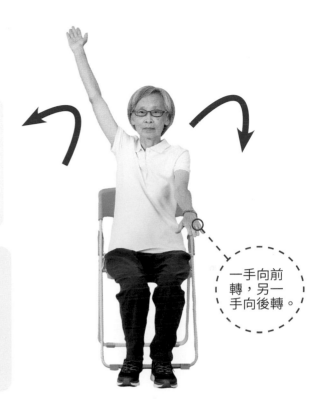

技法

1. 坐在椅子上,手臂伸直,以肩關節轉動。
2. 兩手轉動的方向不同,一手往前、另一手往後轉。做完 10 次後,再交換方向進行。

⚠ **注意事項** ⚠

這個動作不簡單,常以為做得很順手,但事實上做錯了,變成雙手同向轉動。建議可以兩人互相觀摩進行動作檢查,或對著鏡子做,觀察動作是否正確。

一手向前轉,另一手向後轉。

坐姿有氧協調運動 ──
動作3 同手同腳運動

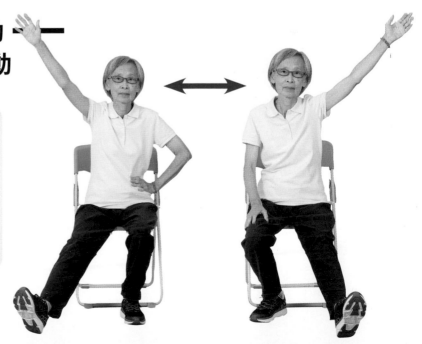

技法

1. 坐在椅子上,先做個簡單版的手腳同步動作,同時伸出右腳與右手。
2. 再交換,變成同時伸出左腳與左手,來回進行 10 次。

效益

促進手腳協調能力。

坐姿有氧協調運動 —— 動作4 不同手不同腳運動

技法

1. 坐在椅子上，伸出左手的同時伸出右腳。
2. 再交換，伸出右手的同時要伸出左腳。
3. 來回進行 10 次。

⚠ 注意事項 ⚠

- 進行時，小心手腳不要打結囉！
- 不同手不同腳的動作難度再進階，若太困難，可以改做同手腳的同向操作。

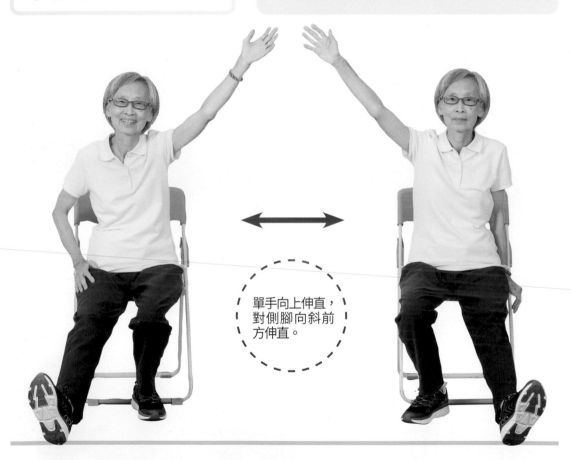

單手向上伸直，對側腳向斜前方伸直。

效益

- 促進手腳協調能力。
- 增加上下肢共同操作的雙項任務能力。

坐姿有氧協調運動 —— 動作5 擴胸＋腳跟點地

技法

① 坐在椅子上，單腳向斜前側伸直，搭配雙手張開於肩膀兩側。

② 伸直的腳收回，雙手向胸前併攏，另一隻腳向側邊伸直。

③ 來回進行 10 次。

⚠ 注意事項 ⚠

● 椅子不宜坐到滿，坐太後面腳不易動作，建議坐約椅子 1/3 的地方。

● 手腳並用打結時，建議先擇一動作進行。

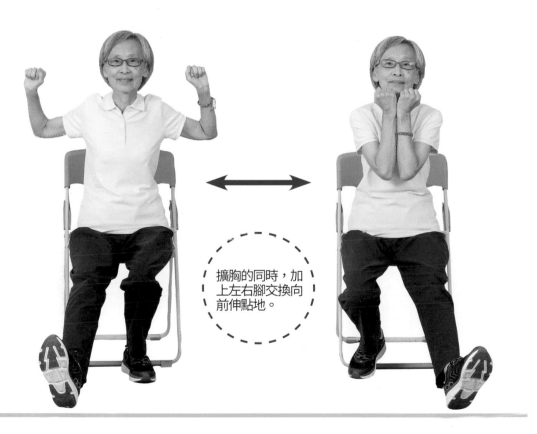

擴胸的同時，加上左右腳交換向前伸點地。

效益

● 基礎動作「腳跟點地」已經熟悉了，我們再多做幾個腳跟點地加上手部的動作，增加手腳並用的雙重動作任務挑戰。

● 增加有氧協調能力。

坐姿有氧協調運動 —— 動作6 擴胸＋腳跟點地

技法

1. 坐在椅子上，單腳向斜前側伸直，搭配雙手張開於肩膀兩側。
2. 伸直的腳收回，雙手向胸前交叉，另一隻腳向側邊伸直。
3. 來回進行 10 次。

⚠ 注意事項 ⚠

- 椅子不宜坐到滿，坐太後面腳不易動作，建議坐約椅子 1/3 的地方。
- 手腳並用打結時，建議先擇一動作進行操作。

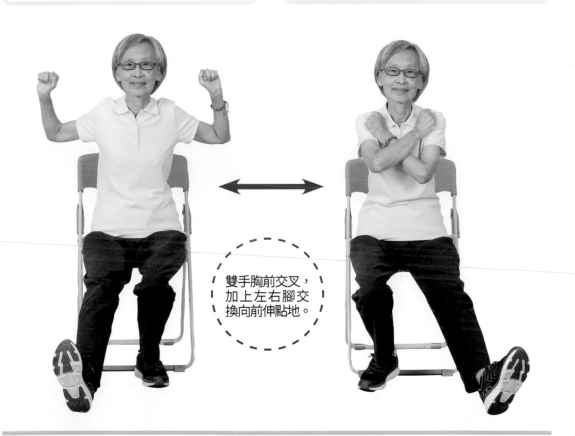

雙手胸前交叉，加上左右腳交換向前伸點地。

效益

- 增加有氧協調能力。
- 增加上下肢共同操作的雙項任務能力。

坐姿有氧協調運動 ── 動作7 手部綜合＋腳跟點地

技法

1. 預備動作：坐在椅子前側，雙手張開於肩膀兩側。
2. 雙手在胸前交叉，一隻腳向側邊伸直點地。
3. 換邊，將伸直的腳收回，雙手向頭頂上舉起，另一隻腳向側邊伸直，來回進行 10 次。

⚠️ 注意事項 ⚠️

- 椅子不宜坐到滿，坐太後面腳不易動作，建議坐約椅子 1/3 的地方。
- 手腳並用打結，或是手部操作兩項動作手忙腳亂時，建議先擇一動作進行。

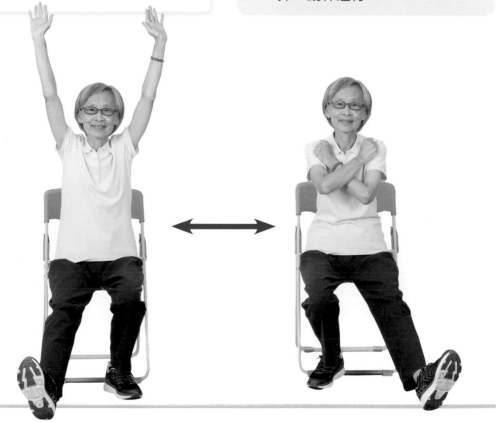

效益

- 加強版的手腳協調訓練。
- 增加雙項動作任務能力，以及有氧協調能力。

Part 3 肌耐力運動

單元介紹

對長輩而言，肌力訓練相當重要。肌力訓練能幫助增加長輩的肌力、肌耐力，當長輩的肌肉力量更足夠時，就更有能力外出、步行、上街購物、提重物等，而當腿骨更有力，骨質密度提升，也會降低跌倒的風險。因此，肌力訓練對於日常生活是相當重要的運動。

肌力訓練建議每週運動 2～3 天，但記得不要連續日進行，最好是做一天，然後休息一天，比如週二、四、六做肌力訓練，中間日讓肌肉有休息恢復的時間，以免過度訓練造成運動疲勞或運動傷害。

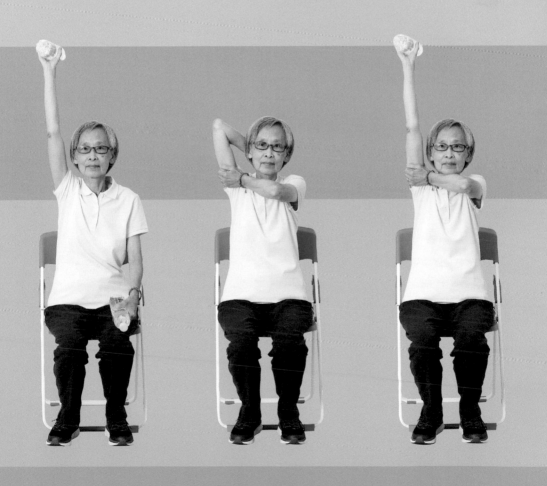

● 手部水瓶運動

水瓶運動是將水瓶當作負重物進行肌耐力訓練，這裡肌力訓練的範例採用坐姿進行，適合剛接觸肌力訓練的長輩在家運動，也適合不便久站的長輩操作。每項動作建議每回合可以重複操作 8 ～ 15 次，執行 1 ～ 3 回合，每回合中間可休息 2 ～ 3 分鐘。中間休息時，可換個身體部位進行運動，避免相同部位反覆執行。運動過程中要記得呼吸，可以在每次用力時呼氣數動作次數，放鬆時吸氣，避免因為運動中憋氣而造成血壓升高的努責現象發生。

手部水瓶運動 —— 動作1 水瓶彎舉

技法

1. 坐在椅子上，手持水瓶，掌心向上放在大腿上，雙手肘彎曲向上。
2. 水瓶來到胸前，再將雙手伸直往下。上下來回，每回合做 8 ～ 15 下。

⚠ 注意事項 ⚠

運動過程中，雙手往下伸直時可保持微彎，盡量不碰觸到大腿，才能讓雙手保持持續用力運動的狀態，以鍛鍊到肌耐力表現。

效益

● 訓練上臂的肱二頭肌。

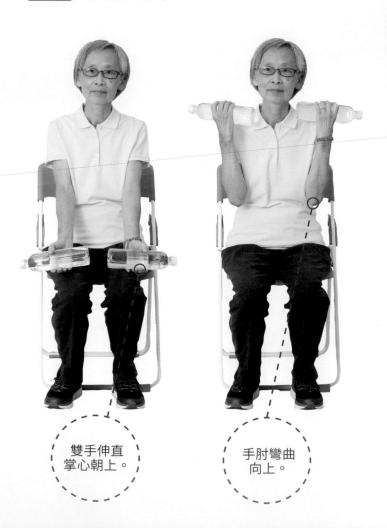

雙手伸直掌心朝上。

手肘彎曲向上。

手部水瓶運動 —— 動作2 招財貓水瓶反向彎舉

技法

1. 坐在椅子上,手持水瓶,掌心朝下放在大腿上,雙手肘彎曲向上。
2. 水瓶來到胸前,再將雙手伸直往下,上下來回就像招財貓的招財動作。
3. 上下來回,每回合做 8 ～ 15 下。

⚠ 注意事項 ⚠

運動過程中,雙手向下伸直時保持微彎,盡量不要觸碰到大腿。此外,盡量將上臂貼近身體,僅有手肘以下的前臂在動作。

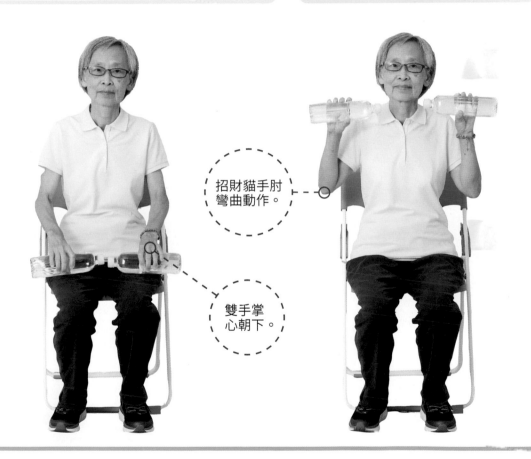

招財貓手肘彎曲動作。

雙手掌心朝下。

效益

● 有助於前臂肱橈肌、伸肌群的訓練。

● 增強手部前臂的肌耐力

手部水瓶運動 —— 動作3 蝴蝶開合

技法

1. 坐在椅子上，雙手持水瓶，手臂張開置於身體的兩側。
2. 雙手向內收夾起，讓水瓶停留在身體中間，感受到胸部肌群的收縮。
3. 再將雙手臂張開，回到起始位置。
4. 手臂開合，每回合來回進行 8 ～ 15 下。

⚠ 注意事項 ⚠

- 動作過程中，背部保持挺直，避免彎腰駝背。
- 胸大肌訓練的主要動作是水平內收，手肘可保持微彎，不完全打直鎖死，但手肘也不宜過度彎曲。

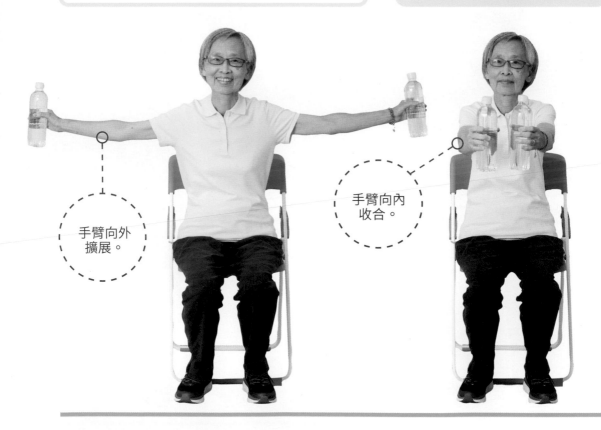

手臂向外擴展。

手臂向內收合。

效益

- 胸大肌鍛練有益於增肌減脂。
- 鍛練胸大肌和腹背部核心肌群，能改善呼吸時會用到的肌群，有益於改善呼吸功能。

手部水瓶運動 —— 動作4 大鵬展翅

技法

1. 坐在椅子上，雙手持水瓶置於大腿兩側。
2. 雙手臂用力向外展開，手臂向上舉時，最高約停留在肩膀的高度，即可往下。每回合來回進行 8 ～ 15 下。

⚠ 注意事項 ⚠

● 雙手臂放下時，不要完全放鬆打到大腿，應保持手臂用力並握緊水瓶，以維持過程中手臂用力的狀況。
● 手肘可以微彎，不用完全打直。

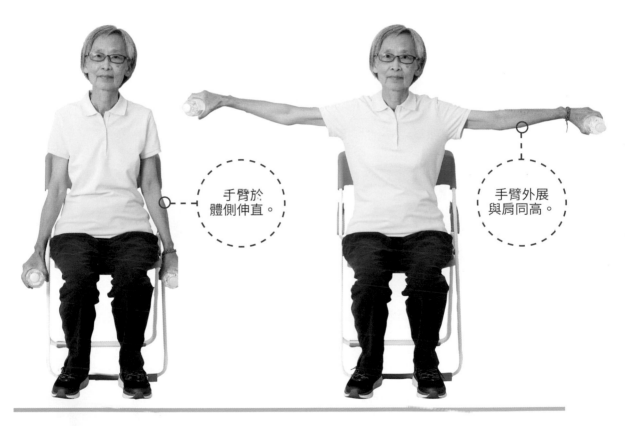

手臂於體側伸直。

手臂外展與肩同高。

效益

● 鍛鍊上臂中三角肌。
● 強化手臂肌群能有力拿較重的物品，或者是需持久拿物時，比較不會感到肌肉疲勞。

手部水瓶運動 —— 動作5 舉手凍蒜

技法

單手舉手凍蒜

1 坐在椅子前側，先以單手舉水瓶在背後彎曲。

2 將手肘於頭頂上方伸直，來回進行，每回合做 8 ～ 15 下。

3 完成單手訓練後，再換手進行。

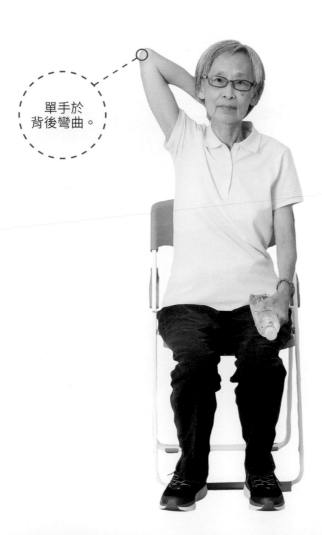

單手於
背後彎曲。

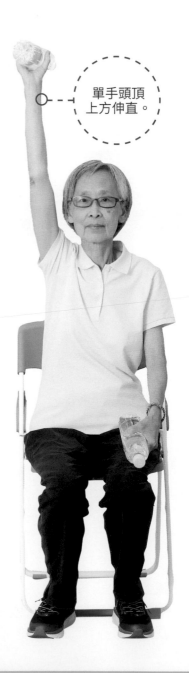

單手頭頂
上方伸直。

⚠ 注意事項 ⚠

● 手肘朝上與天花板垂直，若是手肘會不自覺往前面放下，可以用另一隻手輔助支撐手臂，讓手肘不要往前或往下掉。

● 若是覺得單手舉水瓶過於吃力，可以使用雙手舉起水瓶。

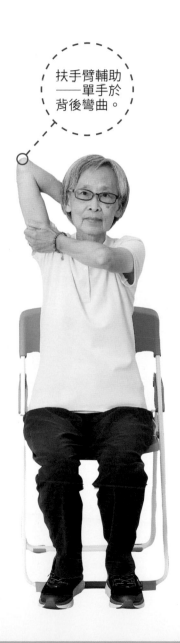

扶手臂輔助
——單手於
背後彎曲。

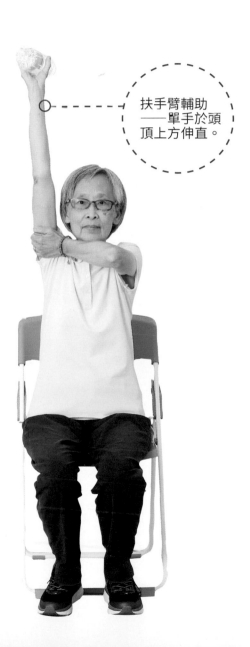

扶手臂輔助
——單手於頭
頂上方伸直。

技法

雙手舉手凍蒜

❶ 坐在椅子前側,背部保持挺直。

❷ 雙手虎口交疊,一同舉握水瓶,雙手肘於頭頂上方伸直。

❸ 當手肘彎曲時,保持手臂用力,讓水瓶慢慢靠近上背部,來回進行 8 ～ 15 下。

效益

● 手持水瓶上舉,像是幫人造勢「凍蒜」舉手支持的動作,可以訓練到上手臂下方的三頭肌,俗稱蝴蝶袖的位置,所以要掰掰蝴蝶袖的長輩,可以增強練習這個動作。

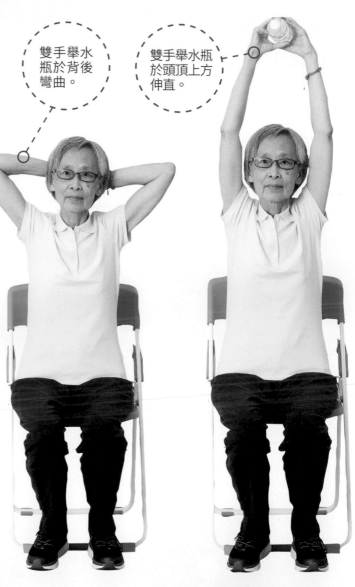

雙手舉水瓶於背後彎曲。

雙手舉水瓶於頭頂上方伸直。

★ 進階玩法 ★

當肌力訓練的強度要增強時,可以改用不同磅數的啞鈴訓練,啞鈴重量比較重時,可以先用雙手舉啞鈴來進行三頭肌訓練。

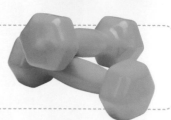

手部水瓶運動 ── 動作6 舉手萬歲

技法

1 坐在椅子上，雙手伸直舉水瓶置於身體前方。
2 雙手用力舉起手臂，大約舉至耳朵旁或耳前，水瓶位置舉到頭頂或斜上方。
3 放下時，再回到身體前下方。
4 每回合來回進行8～15下。

⚠ 注意事項 ⚠

● 放下時，要避免水瓶直接碰觸大腿。
● 如果長輩有高血壓，不建議進行過多高舉過頭的動作，可以自行減輕重量，並且減少運動組數。

效益

● 訓練上臂前三角肌。
● 增強手臂肌肉力量與肌耐力。

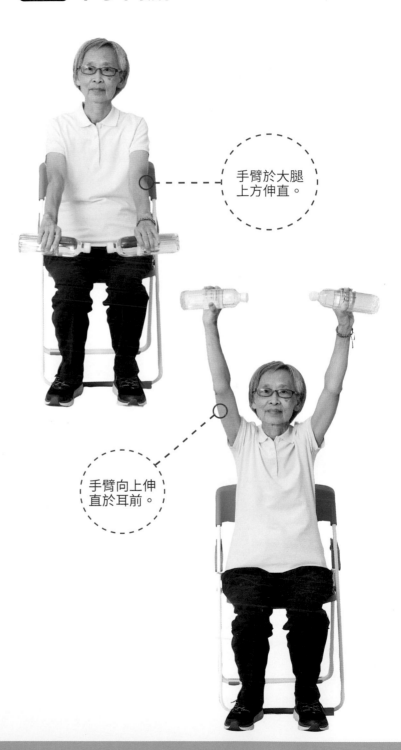

手臂於大腿上方伸直。

手臂向上伸直於耳前。

● 腿部水瓶運動

腳骨有力，走路才有力！要預防長輩跌倒，最重要的是強化平衡以及下肢肌力。當下肢有力時，走路的步態比較穩，比較不會歪歪斜斜地容易跌倒。腳骨有力，持續步行的時間也會較長，能增加長輩的外出活動意願，愈走愈有力，能提升整體身體健康的正向循環。

腿部水瓶運動 ── 動作1 胯下傳瓶

技法

1. 坐在椅子上，用單腳重複抬上、放下，來回進行 10 次（1 回合）。
2. 完成 1 回合後，再換另一隻腳進行。
3. 中間可以休息一下，執行 3 回合的訓練。
4. 進階玩法：雙腳交替胯下傳瓶。

⚠ 注意事項 ⚠

● 腳放下時，盡量不碰觸到地板。

● 注意是單腳連續動作做完才換腳喔！

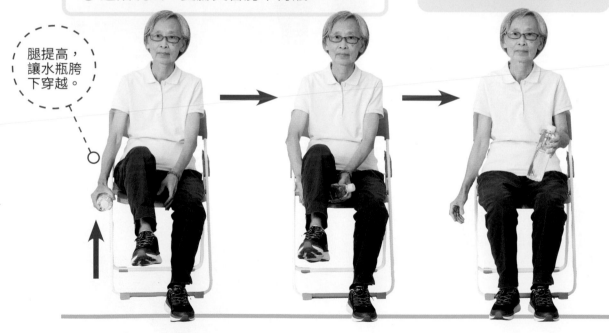

腿提高，讓水瓶胯下穿越。

效益

● 強化膝蓋，預防膝關節疼痛。
● 鍛鍊大腿前側股四頭肌、髖屈肌群。

腿部水瓶運動 —— 動作2 舉腿定格不動繞瓶子

技法

1 坐在椅子上,將水瓶繞過腿部騰空的空隙,繞瓶每回合 10 次。

2 換腳進行 10 次。

3 依照自己的能力與時間,可以中間休息一下,反覆進行 3 回合。

⚠ 注意事項 ⚠

● 腿伸直保持不動時,記得保持呼吸,不要憋氣。

● 可依照自己的能力,調整繞瓶次數。

效益

● 這個動作乍看之下腳不用動,但腳舉高定格不動,是一種肌肉等長收縮訓練,也就是在肌肉長度不變的狀況下,需用力維持在一個姿勢上,主要可以鍛鍊到大腿前側股四頭肌和髖屈肌群肌耐力。

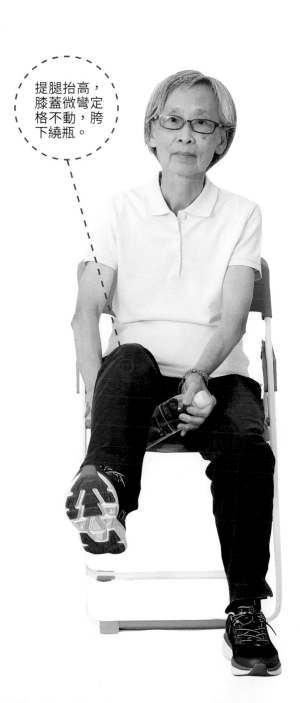

提腿抬高,膝蓋微彎定格不動,胯下繞瓶。

腿部水瓶運動 —— 動作3 水瓶繞大圈

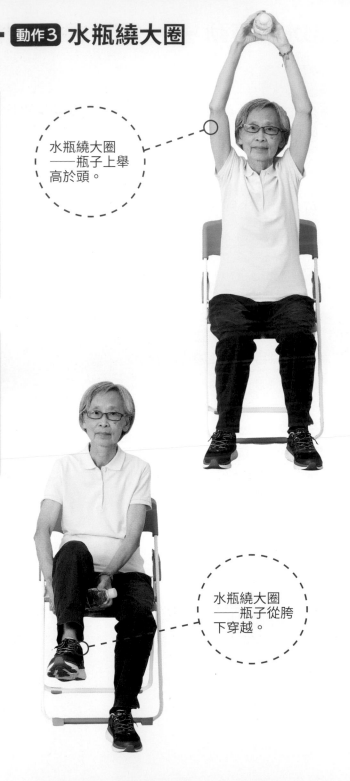

技法

1 坐在椅子上，走順時針方向，將水瓶高舉過頭，在頭頂上方交換手。

2 再往下走，於胯下穿越過水瓶。

3 以身體為中心繞 10 個大圈圈。

4 完成後，逆時針方向再執行 10 個大圈圈。

水瓶繞大圈
——瓶子上舉高於頭。

⚠ 注意事項 ⚠

● 記得在胯下穿越時，要換腳交替進行，這樣左右腳訓練才會平衡。

● 也記得要順時針做 10 次、逆時針做 10 次，雙手臂訓練才會平衡。

效益

● 上舉練手臂，下穿練腿力。

● 綜合鍛鍊上下肢肌耐力。

水瓶繞大圈
——瓶子從胯下穿越。

● 上肢彈力帶運動

利用彈力帶的阻力做肌力訓練，不同顏色的彈力帶代表不同強度的彈力係數，通常顏色愈深代表阻力愈重，所以要選擇適合自己的彈力帶進行訓練，以免選用的彈力係數太緊繃而造成肌肉傷害，又或者選用的彈力係數過輕而導致訓練無感。這個單元上肢彈力帶運動，會示範手臂肌群、胸部肌群的彈力帶運動操作方式。整體效益是能增強手臂肌群力量，當手臂有力時，上街購物、買菜提重物就能輕鬆達成，也可以耐久持物，減緩肌肉疲勞狀況。

上肢彈力帶運動 —— 二頭肌訓練

技法

① 將彈力帶張開，用右腳踩住彈力帶的中間，雙手各握彈力帶一邊。
② 雙手將過長的彈力帶繞圈圈，收到剛好的長度，這時彈力帶不鬆也不緊。
③ 雙手掌心朝上放在大腿上，雙手肘彎曲用力向上，手來到肩膀前方。
④ 雙手再向下，手肘伸直，上下動作來回進行 8 ～ 15 下（1 回合）。
⑤ 每回合之間休息一下，每次可進行 2 ～ 3 回合訓練。

⚠ **注意事項** ⚠

雙手放下時，手不要觸碰到大腿，保持手用力的狀態。

效益

● 除了鍛鍊肱二頭肌，還可以強化上肢肌力、肌耐力。

掌心朝上，向上舉彎曲手肘。

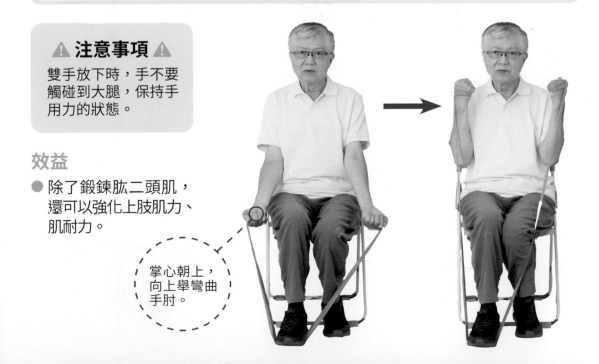

上肢彈力帶運動 ── 肱橈肌訓練

技法

1. 將彈力帶張開，用右腳踩住彈力帶的中間，雙手各握彈力帶一邊。
2. 雙手將過長的彈力帶繞圈圈，收到剛好的長度，即雙手放在大腿上，彈力帶不過鬆，也不會太緊。
3. 掌心朝下放在大腿上，雙手肘彎曲用力向上，手來到肩膀前方。
4. 雙手再向下，手肘伸直，上下動作來回進行 8 ～ 15 下（1 回合）。
5. 每回合之間休息一下，每次可進行 2 ～ 3 回合訓練。

⚠ 注意事項 ⚠

- 雙手放下時，手不要觸碰到大腿，保持手用力的狀態。
- 動作時，上手臂貼近身體，避免手肘飄移晃動。

效益

- 鍛鍊肱橈肌。
- 強化上肢肌力、肌耐力。

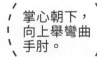

掌心朝下，向上舉彎曲手肘。

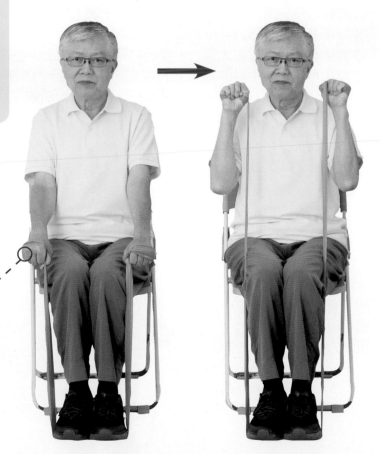

上肢彈力帶運動 ── 中三角肌訓練

技法

① 雙手握彈力帶,用右腳踩住彈力帶的中間,掌心朝下置於大腿兩旁。

② 雙手向外張開,向上停留在肩膀的高度,停留約 1 秒。

③ 雙手再向下,回到大腿兩側,動作來回進行 8 ～ 15 下(1 回合)

④ 每回合之間休息一下,每次可進行 2 ～ 3 回合訓練。

⚠ 注意事項 ⚠

● 雙手放下時,手不要觸碰到大腿,保持手用力的狀態。

● 雙手伸直到肩膀高度時,手肘微彎不鎖死,同時避免聳肩,以免用肩膀的力量代償手臂肌力的不足。

效益

● 鍛鍊中三角肌。

● 肩關節保養,預防肩關節痠痛。

雙手臂向外張開,與肩同高。

上肢彈力帶運動 ── 前三角肌訓練

技法

1. 雙手握彈力帶，用右腳踩住彈力帶的中間，掌心朝下置於大腿前方。
2. 雙手用力向前抬起，雙手置於耳旁高度，停留約 1 秒。
3. 雙手再向下，回到大腿上方，動作來回進行 8 ～ 15 下（1 回合）。
4. 每回合之間休息一下，每次可進行 2 ～ 3 回合訓練。

⚠ 注意事項 ⚠

- 雙手放下時，手不要觸碰到大腿，保持手用力的狀態。
- 手肘向上伸直時，關節可保持微彎不鎖死。

效益

- 鍛鍊前三角肌。
- 肩關節保養，預防肩關節痠痛。

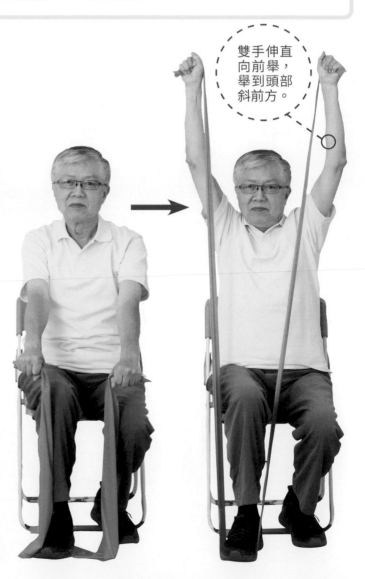

雙手伸直向前舉，舉到頭部斜前方。

上肢彈力帶運動 —— 三頭肌訓練

技法

① 可用單腳踩著彈力帶的一側,用同側臀部壓著彈力帶。

② 用同側手拉彈力帶一端,手肘彎曲置於上背後,可以縮短彈力帶,呈不過鬆,也不會太緊的長度。

③ 手用力向上伸直,停留約 1 秒。

④ 手肘彎曲再向下,回到上背部,動作來回進行 8 ～ 15 下(1 回合)。

⑤ 每回合之間休息一下,再換手進行,每次可進行 2 ～ 3 回合訓練。

⚠ 注意事項 ⚠

● 手肘盡量朝向天花板,手臂貼著耳朵。

● 動作過程中,頭部避免歪斜,手腕要注意避免過度彎曲壓迫到正中神經。

效益

● 鍛鍊肱三頭肌。

● 強化上肢肌力、肌耐力。

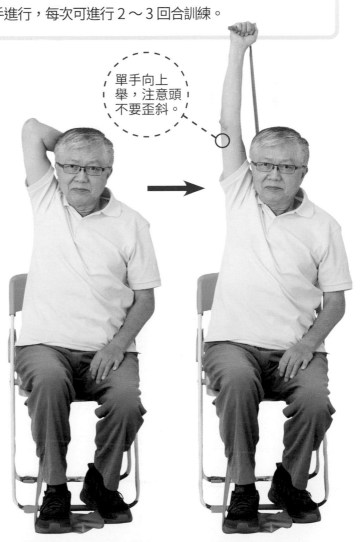

單手向上舉,注意頭不要歪斜。

上肢彈力帶運動 —— 胸部肌群訓練

技法

1. 將彈力帶背在身後，披在厚實的上背部。
2. 將雙手於肩膀前方握住彈力帶，可將過長的彈力帶自行繞圈縮短。
3. 用力將雙手向外展開，與肩同高，進行來回開合的擴胸運動。
4. 每回合進行 8 ～ 15 下。
5. 每回合之間休息一下，再換手進行，每次進行 2 ～ 3 回合訓練。

⚠ 注意事項 ⚠

- 彈力帶不要披在脖子後方，以免來回拉扯時造成脖子受傷。
- 雙手張開時避免過度向後，手肘可保持微彎不鎖死。

效益

- 鍛鍊胸大肌。
- 鍛鍊呼吸相關肌群，增加呼吸能力。

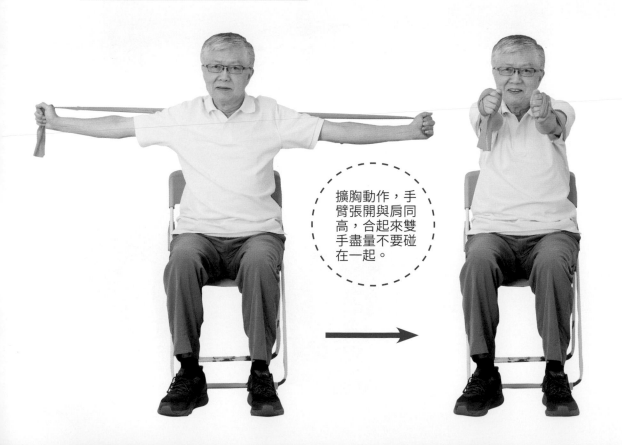

擴胸動作，手臂張開與肩同高，合起來雙手盡量不要碰在一起。

● 下肢彈力帶運動

彈力帶也可以用來訓練下肢肌群。我們藉由將彈力帶綁在肢體上當成阻力，來增加肌力訓練的鍛鍊強度。腿部肌力訓練能有助於增強下肢的肌肉力量、肌耐力，預防跌倒。下肢肌力訓練更能讓步行距離走得更遠、更持久，有益於促進長輩的整體生活功能和生活品質。

下肢彈力帶運動 ━━ 腿部肌群訓練

技法

① 將彈力帶對折，綁在大腿上方打結。
② 用左手抓住彈力帶打結處下壓，右腿用力向上抬起，停留約 1 秒。
③ 右腿再向下，盡可能腳不落地，動作來回進行 8 ～ 15 下（1 回合）。
④ 每回合之間休息一下，換腳進行，可各執行 2 ～ 3 回合。

⚠ 注意事項 ⚠

● 用彈力帶綁雙腳時避免過緊，以免造成大腿受傷，也避免彈力帶過鬆無訓練效果。
● 執行抬腿訓練時，可用對側手協助向下壓彈力帶施加阻力。

效益

● 綜合鍛鍊股四頭肌、髂腰肌和腰屈肌群。
● 強化下肢肌群肌力及肌耐力。

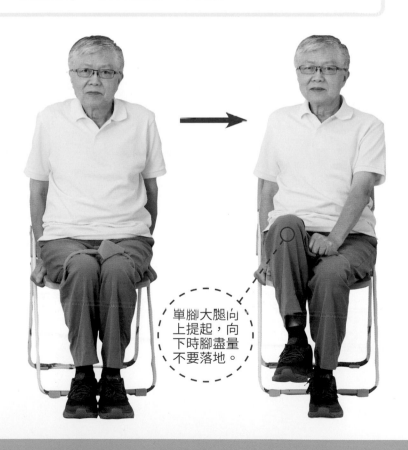

單腳大腿向上提起，向下時腳盡量不要落地。

下肢彈力帶運動 ── 腿部外展肌訓練

技法

1 將彈力帶對折後綁在大腿上方打結。

2 用雙手抓住椅子維持坐姿穩定。

3 雙腳用力向外張開，約停留 1 秒，再向內收，向內收時膝蓋靠攏，向外向內開合為 1 下。

4 每回合開合進行 8 ～ 15 下。

5 每回合之間休息一下，可執行 2 ～ 3 回合。

⚠ 注意事項 ⚠

● 注意彈力帶的鬆緊度要剛好，以免過緊造成腿部肌肉擠壓受傷。

● 雙腳用力向外張開時，雙手要扶著椅子兩側，以免重心不穩。

效益

● 鍛鍊內收肌群、外展肌群。

● 強化下肢肌群肌力和肌耐力。

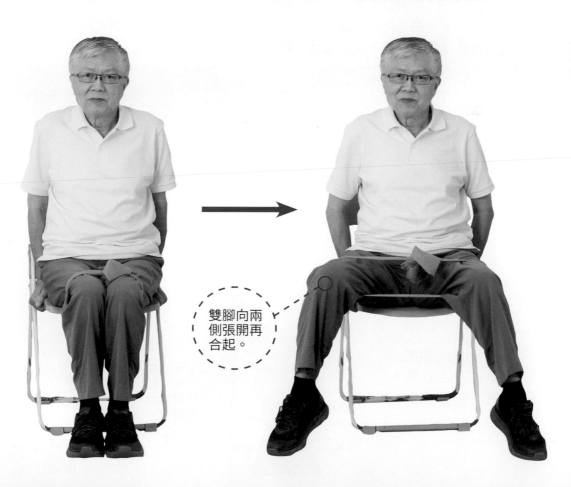

雙腳向兩側張開再合起。

下肢彈力帶運動 —— 股四頭肌訓練

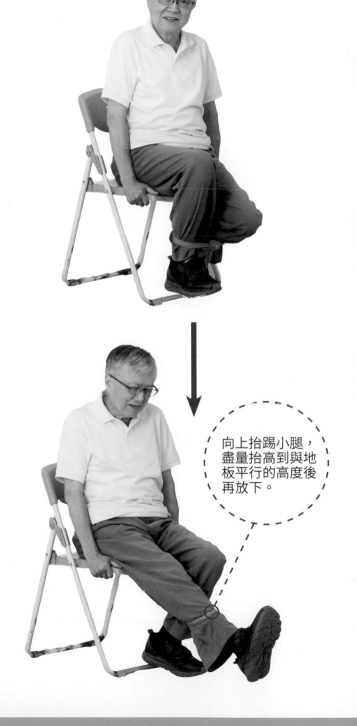

技法

① 將彈力帶調整到腳踝上方高度。

② 用雙手抓住椅子維持坐姿穩定。

③ 單腳向前用力抬起，膝蓋伸直，停留約 1 秒，再向下彎曲，彎曲時盡量腳不碰地。

④ 每回合上下進行 10 下。

⑤ 每回合之間休息一下，換腳進行，兩腳可各執行 2 ～ 3 回合。

⚠ 注意事項 ⚠

● 臀部可以向後坐一點，方便將腿伸直上抬，腿上抬盡量到與地板平行的高度。

● 雙手抓握椅側，以保持身體穩定平衡。

效益

● 鍛鍊股四頭肌。

● 強化下肢肌群肌力和肌耐力。

向上抬踢小腿，盡量抬高到與地板平行的高度後再放下。

小專欄 彈力帶拋接

除了 p.63～p.71 的上肢、下肢彈力帶運動，彈力帶還有許多變化款的玩法，比如「拋接」就很有趣！把彈力帶化成小球，進行單人、雙人和多人的拋接球活動。一個人玩拋接球很簡單，試試看兩個人或多人一起玩，挑戰多人同步的默契反應吧！首先，要準備簡單的道具，將彈力帶對折，打結再打結，使變成一顆小球，或是自製軟球、報紙球，以能單手抓握的大小為最佳。

技法

單人彈力帶拋接

1. 準備好小球，單手接（抓）住小球。
2. 將小球向上拋接。
3. 將小球向上拋起，同時並拍手，看看可以拍幾下不落地。
4. 接著左右交換手丟抓小球。

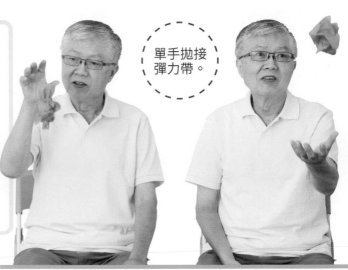

單手拋接彈力帶。

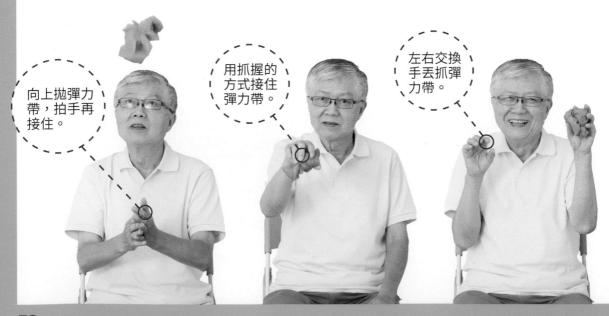

向上拋彈力帶，拍手再接住。

用抓握的方式接住彈力帶。

左右交換手丟抓彈力帶。

技法

雙人彈力帶拋接

① 準備好彈力帶小球,或自製軟球、報紙球。
② 與對面的朋友彼此相距超過一隻手臂的距離。
③ 大家都先以右手抓球,數到 3 後一起拋出右手的球。
④ 再以左手接住別人丟來的球,小心不要落地!
⑤ 右手拋接球玩了數回合後,可以反方向,換成往左側拋接球,由左手拋球,右手接球。

⚠ 注意事項 ⚠

● 拋接球過程中要專注動作,小心球不要落地喔!
● 眼睛看著準備接球的那隻手,比較容易成功喔!

效益

● 訓練自己,以及彼此的默契、反應。
● 鍛鍊協調敏捷能力。

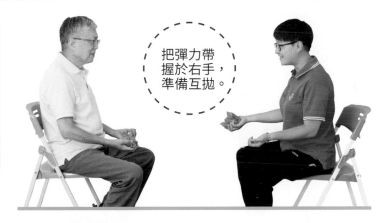

把彈力帶握於右手,準備互拋。

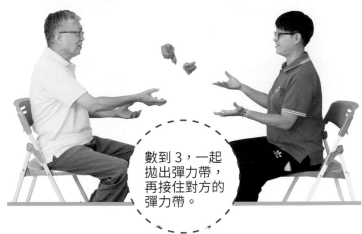

數到 3,一起拋出彈力帶,再接住對方的彈力帶。

✦ 進階玩法 ✦

人數由少增多,可變成多人圍成圓的隊形,一起用同手丟彈力帶,另一手接彈力帶的遊戲。當活動人數增加時,同時丟接彈力帶不落地的成功率會降低。

Part4 動作記憶

單元介紹

動作記憶遊戲，結合肢體動作與認知遊戲一起進行。以前有句諺語說：「頭腦簡單，四肢發達。」事實上，四肢發達的人，頭腦一點都不簡單！看看在運動場上的運動員，需要敏銳的注意力和觀察力，以迅速察覺對手的動作反應。施打太極拳法，也需要有強大的記憶力，記得每招每式的動作，才能執行優美的動作轉換。一次只做一件事情比較簡單，一次要做多件事情則困難度相對提升，比如當長輩要邊說話邊走路時，可能會因為注意力資源被佔據，造成同時執行兩件任務時會增加跌倒的危險。運動訓練能夠有效改善認知功能，不論是在記憶力、注意力和執行功能等效益，都已有許多實證研究支持。那要怎麼進行運動呢？來試試看動作記憶遊戲吧！藉由動作記憶遊戲強化我們的記憶功能。

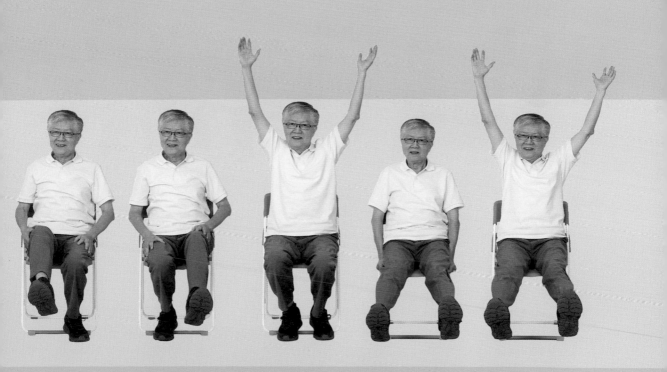

身體的代號

這個遊戲是將數字順序背誦或逆序背誦，再與身體動作記憶結合，長輩必須應用短期記憶，記住帶領者唸出的數字，並且一同做出該對應數字的動作表現。

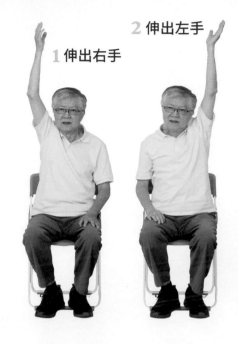

1 伸出右手　2 伸出左手

身體的代號

技法

1. 長輩圍成圈坐在椅子上，取適當距離，讓雙手雙腳張開時，不會碰觸到旁邊的人。

2. 帶領者說明每個肢體所代表的數字指令，例如：「1」伸出右手、「2」伸出左手、「3」伸出右腳、「4」伸出左腳、「5」伸出雙手、「6」伸出雙腳、「7」同時伸出雙手和雙腳。

3. 由帶領者先出數字題，例如出題為 5 個數字一組「3、4、5、1、7」，出題後大家一同唸出數字，並一起依序做出該動作的表現，「3 伸出右腳、4 伸出左腳、5 伸出雙手、1 伸出右手、7 伸出雙手雙腳」。

4. 再由帶領者繼續出題。

▼ 大家一起做「5 伸出雙手」

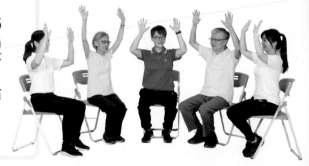

⚠ 注意事項 ⚠

● 帶領者若是「面對」長輩做動作，記得要考慮用鏡像動作指示會比較清楚，比如帶領者舉左手，讓長輩舉起與帶領者相同側的手（即右手），設定為 1 號數字。

● 可以從簡單版只有 4 個動作開始進行，再漸增難度至 7 個動作，也可以挑戰看看，自行編到 8 個以上的動作搭配代號。

效益

● 用趣味的動作記憶連結，訓練短期工作記憶表現。

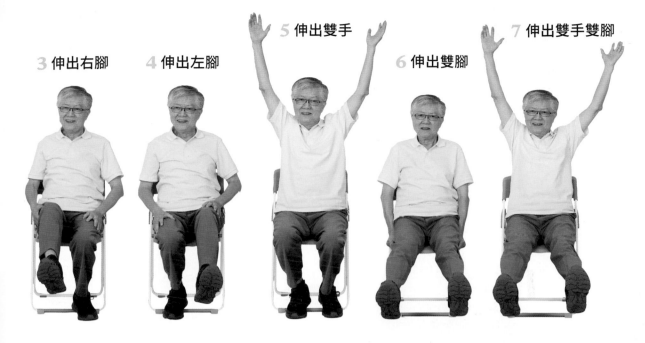

3 伸出右腳　4 伸出左腳　5 伸出雙手　6 伸出雙腳　7 伸出雙手雙腳

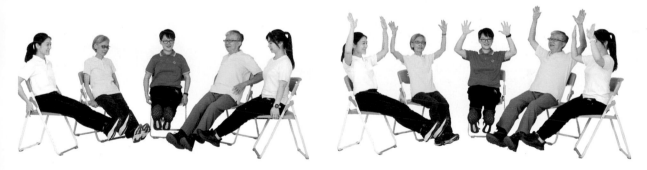

▼ 大家一起做「6 伸出雙腳」　　▼ 大家一起做「7 伸出雙手雙腳」

★ 進階玩法 ★

1. 藉由增加數字記憶的多寡來調整難易度，當數字愈多時，搭配動作執行就愈難。

2. 將數字「順序」背誦改為數字「逆序」背誦，但須減少數字的數目，以免難度過高，例如出題「4、2、5」，則大家一同逆序唸出「5、2、4」，並共同執行動作「5 伸出雙手、2 伸出左手、4 伸出左腳」。

3. 改為由長輩出題，增加長輩的參與感，以及數字創造想像力。

● 記憶傳球

你會不會經常忘東忘西？有東西記不住的困擾？趕緊透過記憶傳球的訓練，來強化自己的腦袋瓜，變成記憶達人吧！下面設計了 3 種記憶代號的遊戲，先準備海綿軟球或自製報紙球，再多找一點朋友就能開始玩囉！

記憶傳球 —— 報數球

技法

1. 長輩每人說一個數字，例如 1、2、3、4、5 等，不能重複，要記得別人的數字號碼。
2. 丟球給對方接住時，同時喊出代表對方的數字。
3. 接到球的人，再隨意喊下一個人的數字。
4. 剛開始先以 1 顆球進行遊戲，逐漸增加至 2 顆或 3 顆球丟接。增加球的數量，會增加傳接球的速度和難度。

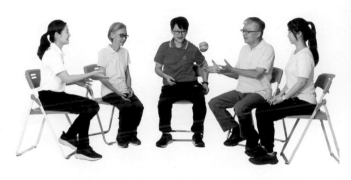

▲ 傳給對方時，要喊出他的名稱或數字。

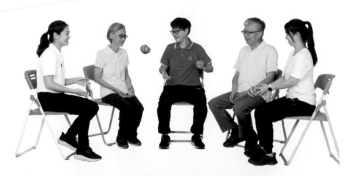

▲ 增加難度將丟傳球的球數漸增，比如同時傳 2 顆球。

⚠ 注意事項 ⚠

數字名稱不能重複。此外，彼此之間的距離不要太遠。

效益

● 這是翻轉報數球的玩法，讓參與遊戲的人不僅要記得自己的數字，還要記得大家的數字，試試看自己最多能記得幾個數字呢？考驗一下記憶的廣度吧！

記憶傳球 ── 各種類名稱訓練

技法

① 長輩每人取一個「水果」名稱,例如香蕉、蘋果、草莓等,不能重複,要記得別人的水果名稱。

② 丟球給對方接住時,同時喊出代表對方的「水果」名稱。

③ 接到球的人,再喊下一個人的「水果」名稱,並傳給下一個人。

④ 剛開始先以 1 顆球進行遊戲,逐漸增加至 2 顆或 3 顆球丟接。增加球的數量,會增加傳接球的速度和難度。

⚠ 注意事項 ⚠

● 帶領者要多加注意長輩取的名稱不可重複。

● 避免人數過多距離拉太遠,傳接球容易落地。

● 水果名稱不能重複。此外,彼此之間的距離不要太遠。

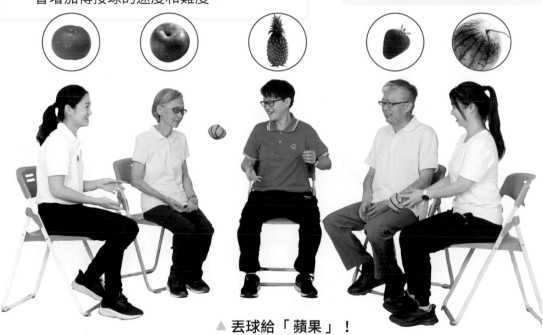

▲ 丟球給「蘋果」!

效益

● 從數字增加難度到記憶水果名稱,增強工作記憶的考驗。

★ 進階玩法 ★

帶領者可以用不同種類的名稱來進行遊戲,比如:動物類、甜點類、小吃類、台灣地名、世界旅遊景點等,讓每個人取一個該種類的名稱,便能進行記憶傳球遊戲。

記憶傳球 ── 雙重記憶考驗

技法

1. 長輩每人取一個「水果」＋「蔬菜」名稱，比如左二的阿姨，在前面遊戲中取名為「蘋果」，那就再加一個蔬菜名稱，例如「高麗菜」。
2. 丟球給阿姨時，喊「蘋果」或「高麗菜」任一個名稱皆可。
3. 接到球的人，再隨意喊下一個人的名稱，並傳給下一個人。
4. 剛開始先以 1 顆球進行遊戲，逐漸增加至 2 顆或 3 顆球丟接。增加球的數量，會增加傳接球的速度和難度。

⚠ 注意事項 ⚠

水果、蔬菜名稱不能重複。此外，彼此之間的距離不要太遠。

效益

- 難度 level-up ！一次必須記得兩種名稱，一不留神就會記憶錯亂，用加強版的遊戲來增加長輩的記憶力。

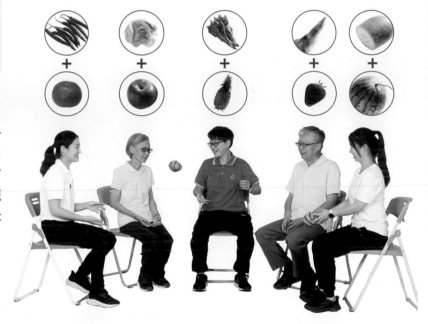

✦ 進階玩法 ✦

這個遊戲適合 4 ～ 10 人進行，讓全部人圍成一圈坐在一起，距離不要太遠，進行不同玩法的記憶傳球活動。當遊戲人數增加時，記憶的難度會增加。但不建議超過 15 人進行，因為如果人數過多，圍圈時彼此的距離太遠，丟接球難度增加反而不易接到球，造成遊戲進行困難。

● 節奏拍拍

這是一個動作記憶搭配節奏的遊戲，長輩要記得別人的動作，同時為了要跟上節奏，還必須快速反應，除了記憶，也能同時考驗長輩的反應速度。

節奏拍拍

技法

① 大家圍成圈坐在椅子上，建議不超過 10 人進行這個遊戲。

② 先讓每位參加者想一個自己專屬的動作，當別人比出你的專屬動作時，代表呼叫到你，例如你的動作是「雙手比 YA」，當別人在呼叫動作比到「雙手比 YA」時，下一個團體節奏拍拍的領導者就是你。

③ 團體先熟悉一下節奏拍拍的動作節奏，拍拍大腿、拍拍手、拍拍大腿、拍拍手。每個部位動作執行兩下。

④ 節奏拍拍遊戲進行，動作順序是：1 拍拍大腿→ 2 拍拍手→ 3 拍拍大腿→ 4 比出現在的領導者的動作→ 5 拍拍大腿→ 6 拍拍手→ 7 拍拍大腿→ 8 由現在的領導者發出指令，比出下一個要呼叫人的動作。被呼叫到的人，就是下一個節奏拍拍的領導者。

專屬動作示範

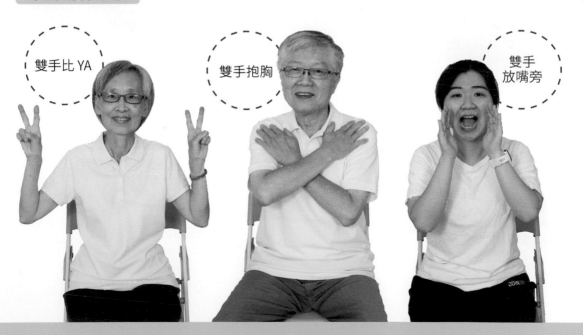

雙手比 YA

雙手抱胸

雙手放嘴旁

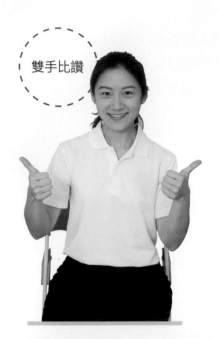

雙手比讚

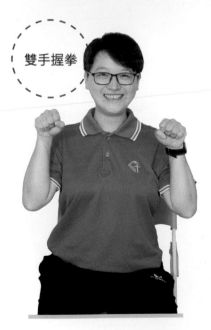

雙手握拳

動作順序

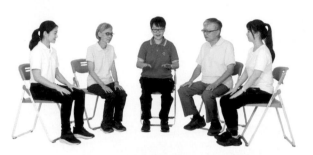

1 拍拍大腿

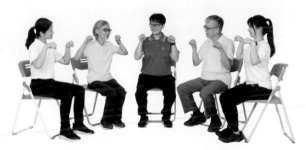

4 比出現在領導者的動作

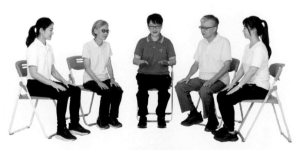

7 拍拍大腿

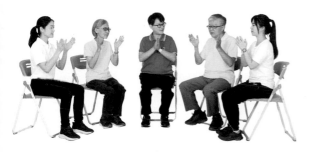

2 拍拍手

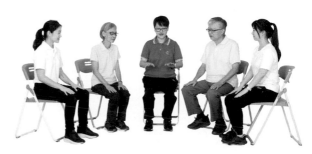

3 拍拍大腿

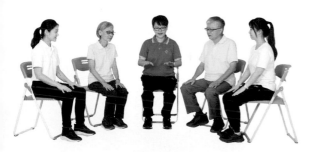

5 拍拍大腿

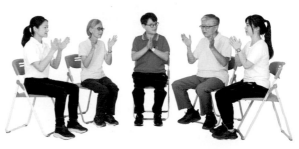

6 拍拍手

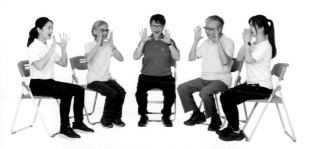

8 比出呼叫下一個人的動作

★ 進階玩法 ★

1 個人可以有兩個專屬動作，比如 A 長輩的專屬動作為「雙手比 YA」、「雙手抱胸」，則當有人比這兩個動作中的任一動作時，都會呼叫到 A 長輩做為下一個執行動作的人。

Part 5 手部反應敏捷

單元介紹

手部會操作許多的精細動作，比如寫字、畫畫、雕刻、打字等，擅長做手部精巧工作的人，年紀大了也較不會罹患失智症。手部要執行正確的精細動作相對需要活化較多的腦區，在大腦運動神經區中，手部就佔了三分之一。過去的研究建議，活動手指能促進大腦的靈活度、增加反應敏捷能力。這個單元，我們要介紹一系列手部反應敏捷遊戲，將手部活動搭配認知訓練一同進行，比如拍手遊戲搭配專注力、算術能力、決策能力等等，藉由簡單易上手的小遊戲，可以做為團聚時長輩與親友們的互動遊戲，讓長輩可以動動手、促進手部血液循環，同時可以活絡大腦，增加大腦的血流以預防失智。

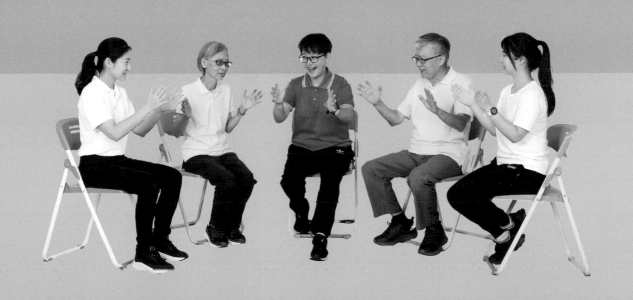

● 專注拍手

訓練長輩的專注力與觀察力，指令限定僅觀察手部的動作，必須抑制自己不要受其他指令或動作干擾判斷。

專注拍手

技法

① 長輩坐在椅子上，取適當距離，拍手時才不會碰觸到旁邊的人。

② 長輩們專心看帶領者的手，集中注意力。

③ 帶領者口令：「當我拍手時，才能拍手。當我沒拍手時，就不能拍手。要專心喔！」

⚠ 注意事項 ⚠

眼神專注看帶領者的手。

效益

● 提升專注力與反應敏捷力。

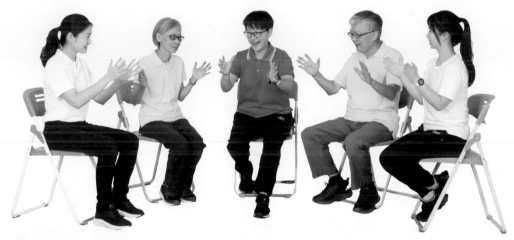

▲ 注意看帶領者的手的動作，跟著拍手。

✦ 進階玩法 ✦

1. 帶領者在拍手的過程中，可以故意假裝拍手，但不要拍到手，觀察長輩是否有踩住煞車，沒有真正把手拍下去。

2. 帶領者拍手的過程中，可突然用口語指示「繼續拍手」，但實際上沒有拍手，來誘導長輩錯聽口令拍手，並說明「當我說拍手時不應該拍手，要專心看我的手，只有我的手拍到手時，才能真的拍手喔！」

● 數字 STOP！聽到 1 拍手！

這個遊戲是利用聽覺刺激、動作反應的結合，來訓練長輩的專注力，指令限定為數字 1，聽到其他數字時必須抑制自己不要拍手。

數字 STOP！聽到 1 拍手！

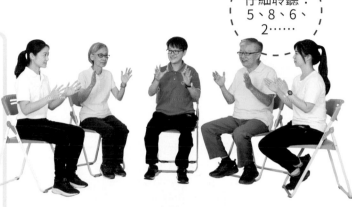

仔細聆聽：
5、8、6、
2……

技法

① 長輩坐在椅子上，取適當距離，拍手時才不會碰觸到旁邊的人。

② 長輩們專心看帶領者的手，集中注意力。

③ 帶領者隨機喊出一連串數字，並告知指令「當大家聽到 1 的時候請拍手，比如我說 1 2 3……，當你聽到 1 時請拍手，如果我說 4 5 6……要不要拍手呢？請不要拍手。」

▲ 專注仔細聆聽帶領者喊數字。

⚠ 注意事項 ⚠

對於重聽的長輩可以將聲音音頻放低，速度放慢，或說數字時能斷字分明。

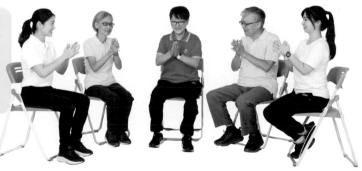

效益

● 提升專注力與反應敏捷力。

▲ 聽到「1」拍手。

✦ 進階玩法 ✦

用連續出埸的 1 來考驗長輩的專注力，並增加抑制功能的訓練，比如帶領者喊數字「2311105」，當有連續出現的 1 時，長輩會連續拍手，可能會在下一個不是 1 的數字仍踩不住煞車，因而不小心拍下手，所以這也可以考驗一下長輩的抑制能力喔！

● 拍手對對碰

雙人對對碰的過程需要高度集中注意力，快速思考每個應拍的數字，若有 1 人漏拍或多拍時，會與對方錯過對碰而產生趣味。藉由練習，也能增加對拍的準確度、速度，有益於促進動作敏捷。進行遊戲前，長輩可舒適地坐在椅子上，自行尋找朋友，或由帶領者協助安排能力相當的長輩，雙人一組面對面坐著進行遊戲。

拍手對對碰

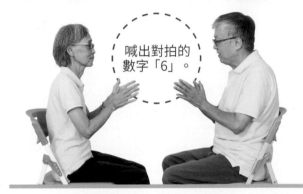

喊出對拍的數字「6」。

技法

1. 長輩雙人一組，面對面坐在椅子上。

2. 長輩相互對掌拍手，由 1 拍到 10 下，再倒數拍回 1，例如「1、2、3、4、……、10、9、8、……1」。 在對拍的轉換之間，拍自己的手掌做轉換，再進行下一個數字的對拍。

3. 步驟流程是：拍手（自己），**對拍 1 下** —→ 拍手（自己），**對拍 2 下** —→ 拍手（自己），**對拍 3 下** —→ …—→ 拍手（自己），**對拍 10 下** —→ 拍手（自己），**對拍 9 下** —→ …—→ 拍手（自己），**對拍 1 下。**

▲ 轉換之間，拍自己的手。

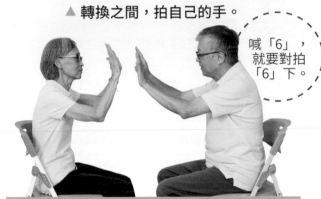

喊「6」，就要對拍「6」下。

▲ 面對面相互對掌拍手。

--- **進階玩法** ---

1. 藉由拍掌數目的多寡、拍掌的速度、拍掌是否說出口語提示以增加難易度。

2. 拍掌數目：減少拍掌數目以降低難度，例如僅由 1 拍到 5，再倒數拍回 1。

3. 口語提示： （a）兩人對拍前，一起喊出下一個應拍打的數字，並在拍掌的同時一起數數，例如：對拍前，一起喊「3」，對拍每一下皆一起喊出數字「1、2、3」，依照所說出的數字進行對拍； （b）省略對拍時的數數，在準備對拍時，說出下一個欲拍掌的數目； （c）省略對拍和準備時的數數，直接相互對拍。

4. 拍掌速度：增加相互對拍的速度，以增加難度。

● 拍手交叉碰

這個遊戲是「拍手對對碰」的困難版，就是在拍手的轉換間，改為難度較高的雙人交叉拍掌，取代原先轉換間的單純拍自己的手，這樣能增加轉換間的難度。進行遊戲前，長輩可舒適地坐在椅子上，並且自行尋找朋友，或由帶領者協助安排能力相當的長輩，雙人一組面對面坐著。

拍手交叉碰

技法

1. 長輩雙人一組，面對面坐在椅子上。
2. 長輩相互對掌拍手，由 1 拍到 10 下，再倒數拍回 1。
3. 在對拍的轉換之間，交叉拍對方的手掌做轉換，即兩人右單手先對拍，接著左單手對拍，再進行下一個數字的雙手擊掌對拍。
4. 步驟流程是：交叉拍手（對方），**雙手擊掌 1 下** ➝ 交叉拍手（對方），**雙手擊掌 2 下** ➝ 交叉拍手（對方），**雙手擊掌 3 下** ➝ … ➝ 交叉拍手（對方），**雙手擊掌 10 下** ➝ 交叉拍手（對方），**雙手擊掌 9 下** ➝ 交叉拍手（對方），**雙手擊掌 1 下**。

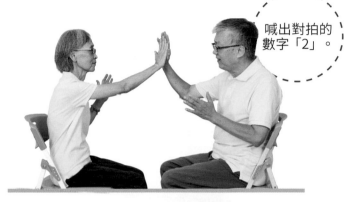

喊出對拍的數字「2」。

▲ 轉換之間，交叉拍對方的手。

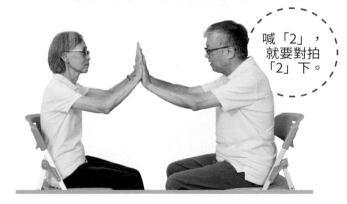

喊「2」，就要對拍「2」下。

▲ 面對面相互對掌拍手。

⚠ 注意事項 ⚠

雙人互動必須維持更高的注意力，速度一致才得以順暢進行。

✦ 進階玩法 ✦

同 P.88 的「拍手對對碰」的進階玩法。

效益

● 拍手遊戲有助於促進長輩的專注力、動作反應速度、動作轉換能力，亦可以活絡手部血液循環，活化大腦，預防失智。

● 默契掌心

這個活動也是拍手數數遊戲的團體變化版本，進行的過程中，每個人都需高度集中注意力，才能快速且正確地執行應拍打的數字，若有 1 人漏拍或多拍時，就會錯過旁邊人的手掌心。

默契掌心

技法

❶ 大家圍成圓圈，舒適地坐在椅子上。

❷ 長輩伸出右手掌心朝下，以及伸出左手掌心朝上，並將右手放在旁邊人的左手掌心上方；右手執行拍打對方手掌心的動作，而左手則為接收對方拍打的接收器。

❸ 讓長輩與旁邊的人相互拍掌心，互拍「1」下後，縮回拍打自己的大腿 1 下做為轉換，接著互拍「2」下後，縮回拍自己大腿轉換，依此規則順序由 1 拍到 10 下，再倒數拍回 1，如「1、2、3、4……、10、9、8……、1」。在上下拍掌心的轉換之間，都採用將手縮回拍自己的大腿做為轉換動作，再進行下一個數字的相互拍掌。

▲ 轉換間動作──拍自己的手。

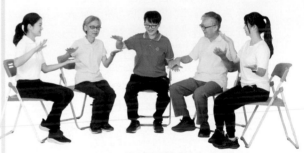

▲ 右手默契拍掌。
伸右手拍掌，喊到「5」就拍「5」下。

✦ 進階玩法 ✦

多數人是右手慣用手者，採用右手在上的默契拍掌會較順暢，因此難度變化轉換，改以左手在上的默契拍掌則會較感費力，也需要花費較多專注力才能順利執行。

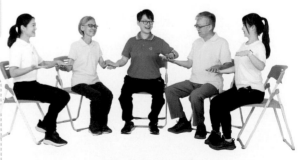

▲ 左手默契拍掌。
伸左手拍掌，喊到「3」就拍「3」下。

左一拳、右一拳、大家一起縮一拳

這個活動需要長輩在短時間內出拳，以及決定要縮的拳頭以一決勝負，因此可以藉此培養長輩快速決策的能力及判斷力。進行遊戲前，長輩可舒適地坐在椅子上，並且自行尋找朋友，或由帶領者協助安排能力相當的長輩，雙人一組面對面坐著。

⚠️ **注意事項** ⚠️

兩人一起喊遊戲指令「剪刀、石頭、布」，以免有人慢出或提早縮拳。

★ **進階玩法** ★

長輩共同喊指令的速度可以減緩或增快，以出拳的節奏調整遊戲的難易度。

左一拳、右一拳、大家一起縮一拳

技法

1. 長輩雙人一組，面對面坐在椅子上。
2. 「左一拳」：兩人左手各出一拳（剪刀、石頭、布擇一）。
3. 「右一拳」：兩人右手再出一拳（剪刀、石頭、布擇一）。
4. 「大家一起縮一拳」：短時間內反應縮一隻拳起來，最後留下的那隻手，決定哪一個人會獲得猜拳勝利。
5. 讓兩位互動的長輩一起喊遊戲指令「左一拳、右一拳、大家一起縮一拳」，並一起出拳。
6. 引導遊戲規則時，可以特別提醒長輩兩手最好出不同的拳，這樣在判斷決定要縮哪一個拳時，獲勝機率較高。

效益

- 提升專注力與反應敏捷能力。

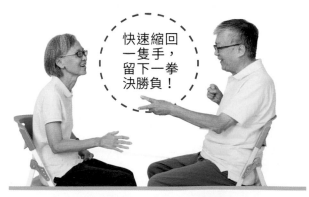

左手、右手都出拳。

▲ 左一拳、右一拳。

快速縮回一隻手，留下一拳決勝負！

▲ 大家一起縮一拳。

● 手下留情

在猜拳拍手的遊戲過程中，長輩需要快速地判斷自己應是做「打手」或「逃走」的動作，有些人會在當下反應不及，比如忘記逃走，或該打手時又來不及，不該打手的時候又亂打等狀況，過程中可產生樂趣，也有益於動作反應的訓練。進行遊戲前，長輩可舒適地坐在椅子上，並且自行尋找朋友，或由帶領者協助安排能力相當的長輩，雙人一組面對面坐著。

手下留情

技法

❶ 長輩雙人一組，面對面坐在椅子上。長輩握住對方的左手，並提醒：「不管發生什麼事，不要放開對方的手」。

❷ 用右手猜拳，「贏的人打手，輸的人逃走」，即猜拳贏的人可以拍打對方的手背（握住的那隻手）；輸的人則牽著對方的手一起逃走，避免被對方打到。

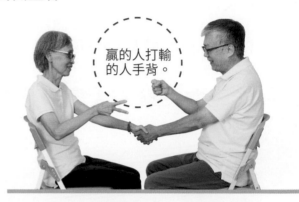

贏的人打輸的人手背。

▲ 兩人緊握住左手，用右手猜拳。

⚠ 注意事項 ⚠

打手時勿過大力，以免造成受傷；逃跑時要記得牽著的手不能放掉。

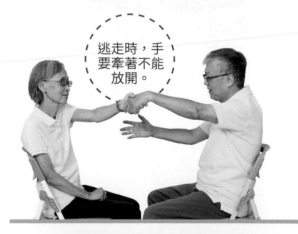

逃走時，手要牽著不能放開。

▲ 猜拳贏的人打手，輸的人逃走。

效益

● 促進動作的決策能力，當下要快速判斷，才能做出致勝的選擇。

✦ 進階玩法 ✦

增加困難度，改成握住彼此的右手，用左手猜拳，依據猜拳的結果，快速做出決策「打手」或「逃走」的反應。

●釘子釘勾，小貓小狗

長輩需要專注地聽歌詞的提示，當聽到「嘿唷嘿！」時，需快速地做出動作反應，由於左右手要執行的動作反應不同，所以能藉此訓練專注力、動作反應速度，以及協調能力。

默契掌心

技法

① 大家圍成圓圈，舒適地坐在椅子上。讓長輩左手出「布」、右手伸出「食指」，將自己右手食指放在右邊長輩的手（布）下方，如遊戲準備姿勢。

② 讓長輩一起唱歌「釘子釘勾，小貓小狗，一把抓住哪一個，嘿唷嘿！」

③ 當唱到「嘿唷嘿！」時，左手的布要迅速抓住對方的手，而右手的手指頭則要快逃避免被抓住。最後，觀察哪位長輩反應不及被抓住。

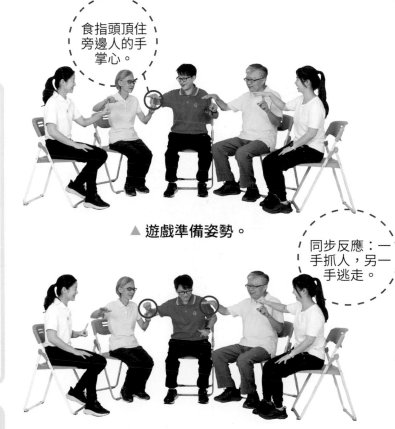

食指頭頂住旁邊人的手掌心。

▲ 遊戲準備姿勢。

同步反應：一手抓人，另一手逃走。

▲ 「嘿唷嘿～」快逃，別被抓到！

⚠ 注意事項 ⚠

兩隻手要做不同的動作，要眾人一起唱指令歌，聽到「嘿唷嘿」才可以動作，以免有人動作先跑。

效益

● 有助於訓練當下即時的反應與判斷能力。

✦ 進階玩法 ✦

小時候玩的「釘子釘勾」是由 1 人出布，其他人出手指頭，唱完歌後看誰來不及逃走被抓住。團體進行這個遊戲要稍微調整，讓每個人左手與右手需做不同反應，可藉由唱歌的速度快慢來調整難度。

● 數到 3 和 3 的倍數拍手

這是一個綜合數字遊戲與專注反應的遊戲，長輩必須專心聆聽團體成員輪流數數發出的刺激指令，當特定刺激指令出現時，執行相對應的動作反應，以此達到訓練專注力與反應敏捷的效果。

數到 3 和 3 的倍數拍手 —— 簡單版、困難版

技法

簡單版

1. 帶領者與長輩一起數數字，第 1 回合可從 1 數到 30，並告知當數字數到 3 時，請拍手，例如：數到 3、13、23、30 時，請拍手。

2. 第 2 回合，帶領者再次與長輩一起數數字，從 1 數到 30，這次當數到 3 和 3 的倍數時，請拍手，例如：數到 3、6、9、12、13、15、18、21、23、24、27、30 時拍手。

困難版

1. 長輩們坐著圍成圈，輪流報數，喊 1、2、3、4、5、6、7、8、9、10、11、12、13……。

2. 當輪到要喊的數字為 3 或 3 的倍數的人時，安靜拍手，不需說出該數字。

3. 其他人需要專心聆聽，並在心裡幫忙默數，才能知道目前數字輪到幾號。

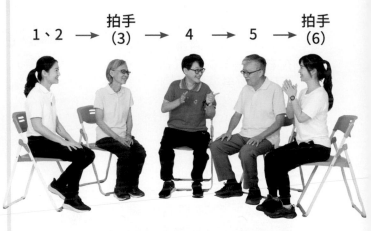

1、2 → 拍手(3) → 4 → 5 → 拍手(6)

▲ 每個人輪流數數字，當輪到數 3 或 3 的倍數的人請拍手。

⚠ 注意事項 ⚠

帶領者的語速不宜過快，音頻可放低，讓長輩能聽得清楚動作指令。

效益

● 兩手做不同的動作可促進專注力，更增加反應敏捷的難度。

● 轉向報數 7-up

透過快速的報數遊戲，每一位長輩可透過手部的動作，決定報數傳遞的方向，在特殊數字「7」時，需更改手部動作的位置。因此在過程中，長輩需集中高度專注力，以觀察全部人的報數動態，一不留神就會出錯，使得活動增添趣味。

轉向報數 7-up

技法

① 大家舒適地坐在椅子上。長輩輪流報數「1～7」，以手拍肩膀的方向決定報數方向，但當報數到「7」時，手應改拍頭頂，並以指尖方向決定報數方向。

② 例如某長輩數「1」拍左肩，則左邊的長輩需數「2」，再自行決定傳遞數字的方向，拍右肩即向右邊傳遞，若拍左肩，即轉向左邊傳遞數字。

③ 當數至「7」時，該長輩要改摸頭頂傳數，若指尖朝右，則向右邊傳遞數字，由右邊的長輩從頭由「1」開始進行報數遊戲。

④ 帶領者可先讓長輩們練習數次後，進行本遊戲採淘汰制，活動中出錯的人要退出，最後留下的 2 人為最終贏家。

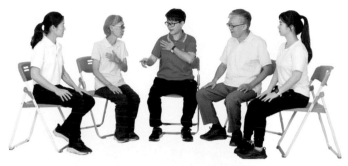

▲ 報數拍右肩，即向右方傳遞數字。

$$4 \longrightarrow 5 \longrightarrow 6 \longrightarrow \text{摸頭}(7)$$

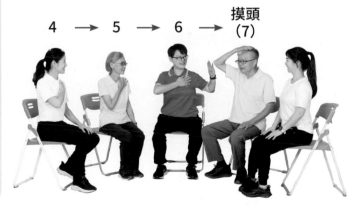

▲ 報數拍左肩即向左方傳，當數到「7」時要改摸頭傳數。

⚠ 注意事項 ⚠

若用淘汰制的遊戲方式競爭太激烈，可改用記點的方式，做錯的人記 1 點，遊戲結束後最多點的人要表演。

效益

● 有益於促進觀察力、反應敏捷能力與專注力。

Part 6 協調敏捷運動

單元介紹

協調敏捷運動單元，不像需要消耗較多身體能量的運動，比較像玩遊戲，透過趣味的遊戲來增加長輩的敏捷反應能力、促進協調能力。有許多遊戲的內容都是兒時常見小遊戲的改編版，比如「剪刀、石頭、布」、踢毽子、耍棍棒等。乍看之下這些遊戲都很簡單，但自己實際操作時會發現，某些動作就是會莫名地卡卡的。動作卡卡的沒有關係，其實只是因為這個動作比較少做而已，常加練習，增加熟悉感，腦袋裡的神經網絡連結會逐漸鞏固增強，就像打造腦海裡的電纜一樣，當電纜建造完成，導電、傳遞訊息也會愈來愈迅速。對於原本不熟悉的動作，也會因練習而改善，隨著練習次數的增加，速度也會愈來愈快，執行的正確性也能提升。因此，協調敏捷運動除了增加肢體的靈活度，同時也有促進大腦神經網絡連結的效益。

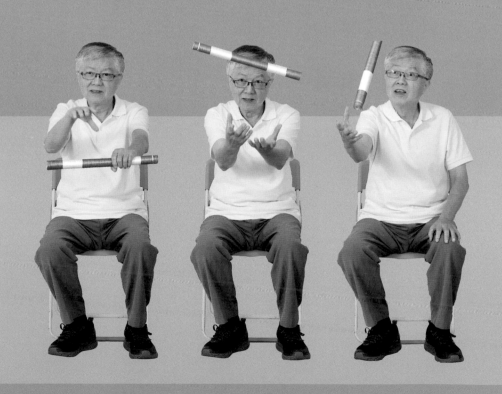

● 手腳協調雙項任務

用簡單的剪刀、石頭、布動作，搭配雙手和雙腳不同調的協調遊戲，創造不簡單的雙項動作任務遊戲，來訓練長輩的協調能力，並且活化大腦。

手腳協調雙項任務 ━━ 手部協調運動

技法

1 長輩坐在椅子上。
2 **布＋石頭**：讓長輩一手比布、另一手比石頭，交換時，換手比布跟石頭，兩手交替做 10 次。
3 **石頭＋剪刀**：讓長輩一手比石頭、另一手比剪刀，兩手交替做 10 次。
4 **剪刀＋布**：讓長輩一手比剪刀、另一手比布，兩手交替做 10 次。

⚠ 注意事項 ⚠

從最簡單的布＋石頭先做練習，然後再逐漸增加難度至石頭＋剪刀、剪刀＋布，接著可以手＋腳同步進行。

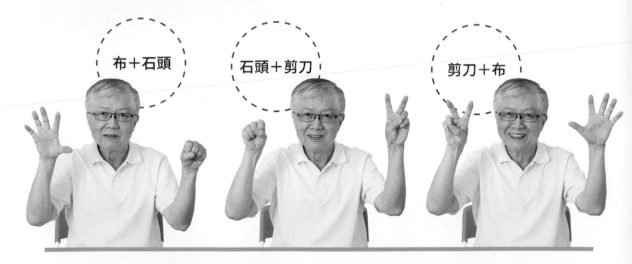

布＋石頭　　石頭＋剪刀　　剪刀＋布

效益

● 「剪刀＋布」是手部協調動作中最困難的，因為無名指和小指平常比較少活動到，動作上相對較不靈活，但常做練習，就能增加這個動作的靈活度，以及促進協調能力。

手腳協調雙項任務 —— 腳部協調運動

技法

腳部協調運動

① 長輩坐在椅子上。

② 一隻腳腳尖點地，另一隻腳腳跟點地，兩者交換，交替進行 10 次。

手腳不同調一起做

① 長輩坐在椅子上。

② 讓長輩一腳腳跟、另一腳腳尖點地準備好，手部的石頭和布也準備好。

③ 手腳一起同時做 10 次。

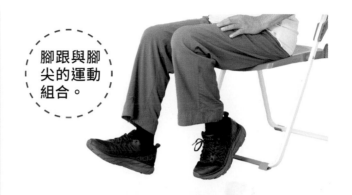

腳跟與腳尖的運動組合。

⚠ 注意事項 ⚠

● 注意自己是否有做了手就忘了腳，做了腳就忘了手要動的問題。

● 可以將注意力視線看著較不熟悉的動作，盯著動作確實執行。

效益

● 增加手腳協調能力。

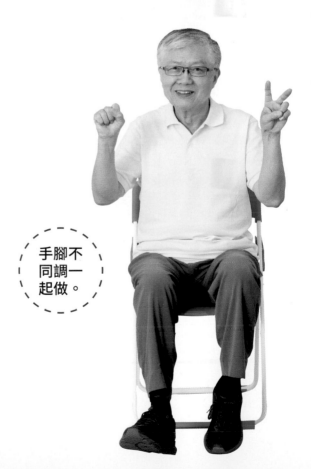

手腳不同調一起做。

● 手忙腳亂

這個活動中，前方長輩因無法事先觀看到後方長輩指示的動作，所以全程需保持高度專注力，以感受後方長輩突如其來的肢體拍打，並做出對應的肢體動作反應，藉以訓練長輩的專注力和反應敏捷度。

技法

1. 讓長輩站成兩排，一排在前，另一排站立於前方長者身後，自然分成前後排雙人一組。

2. 讓後方長輩輕觸前方長輩的四肢，當前方長輩感受到被觸碰到的肢體，即須以最快的速度抬起該肢體，如：被摸到右手就要快速舉起右手；被摸到左腳就要快速舉起左腳。

3. 後方長輩可以同時觸碰前方長輩的手和腳以增加困難度，比如：同時被觸碰到雙手，就舉起雙手；同時被觸碰到雙腳，就輕跳起；同時被觸碰到左手、右腳，就快速舉起左手和右腳。

4. 大約進行數分鐘後，兩人轉身交換，換一人給予拍打的觸碰刺激，另一人做出相對的肢體動作反應。

⚠ 注意事項 ⚠

- 活動過程需觸碰對方的肢體，因此若不是夫妻關係，則需特別注意同性別的長輩應安排在一組，以免異性間觸碰的尷尬。
- 行動不便的長者，建議改為坐在輪椅上進行活動。

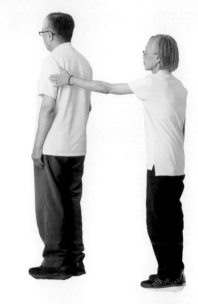

▲ 讓一位長輩站在另一位長輩的身後，拍手給出刺激。

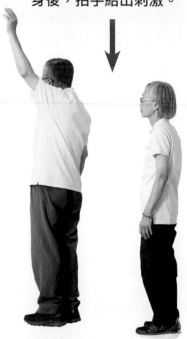

▲ 前方長輩感覺到被拍打的手，要快速舉起來。

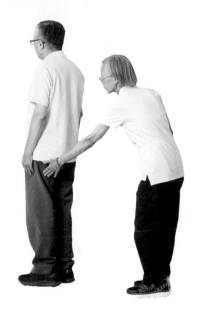

▲ 後方長輩給予刺激拍腳。

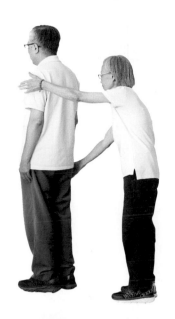

▲ 同時拍手＋拍腳。

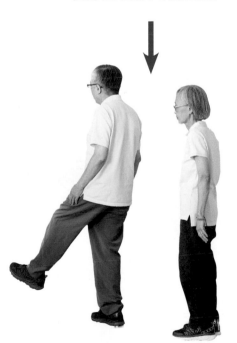

▲ 前方長輩迅速抬起被拍的腳。

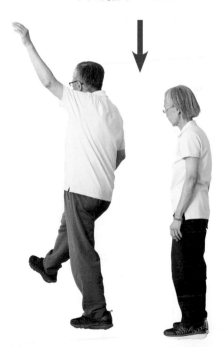

▲ 迅速同時舉起被拍的手和腳。

效益　● 促進反應敏捷能力、增加感覺統合能力。

● 健腦金箍棒

小時候我們看過儀隊耍槍，轉槍、拋槍、空拋兩三圈再接住，彷彿特技一般的耍槍表演經常令人驚艷。雖然現在才開始練習可能也很難成為儀隊操槍手，但可以用耍槍的概念，練習簡單的棒子旋轉、拋接等動作，藉此訓練動作協調與反應敏捷能力。訓練拋接棒子等雜耍特技般的動作，能幫助我們刺激大腦活化，有健腦的效果。

進行活動前，要先自製「健腦金箍棒」。首先，取數十張月曆紙捲起，再以不同顏色的中國結線或紙纏繞當作顏色標記，方便做為視覺輔助。在轉棒時，可以提醒長輩手部抓握的位置。棒子的長度約與雙肩距離同寬。以下介紹健腦金箍棒可以做的動作練習。

健腦金箍棒 —— 加油轉圈圈

技法

① 把金箍棒搖身變成加油棒，高舉棒子於頭頂上方，順時針畫圈 10 次。

② 逆時針畫圈 10 次，雙手交替執行。

⚠ 注意事項 ⚠

避免同一手一次做完前後繞圈，以免疲勞。

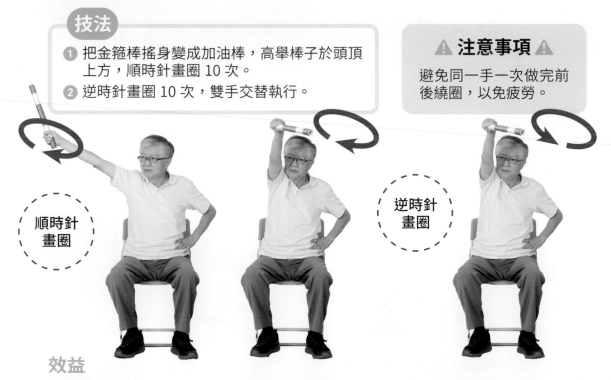

順時針畫圈

逆時針畫圈

效益

● 運動開始前，可以用金箍棒做一下簡單的關節活動與伸展拉筋，有助於增加柔軟度與關節活動度。

健腦金箍棒 ── 舉棒繞圈

技法

❶ 舉棒肩膀繞圈的動作,將肩關節向前繞圈 10 次,再換另一隻手做肩膀向前繞大圈 10 次。

❷ 完成後,再換手做反方向,向後繞圈 10 次,再換手向後繞圈 10 次,每隻手都要完成向前、向後的繞圈動作。

⚠ **注意事項** ⚠

● 避免同一手一次做完前後繞圈,以免過度疲勞。

● 速度不用快,以中等速度進行即可。

效益

● 改善關節活動度。

● 運動前暖身適用。

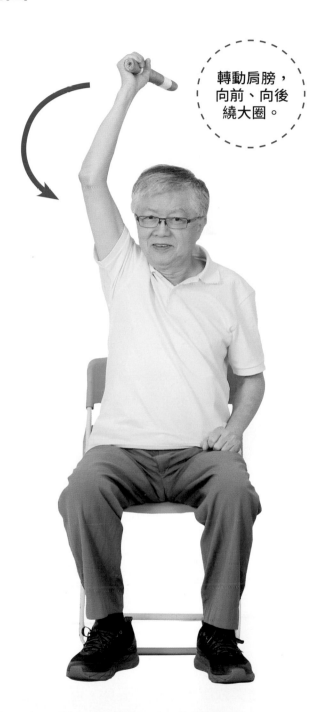

轉動肩膀,向前、向後繞大圈。

健腦金箍棒 —— 腰部伸展

技法

① 雙手抓握金箍棒，往上伸直。

② 往左側伸展停留 15 秒。

③ 再向右側伸展停留 15 秒，停留的角度依個人能力而異，停留在自己會覺得腰側部有些微緊繃、一點痠痠緊緊的感覺就好。

⚠️ 注意事項 ⚠️

向左右側伸展的角度，不用過度彎曲。

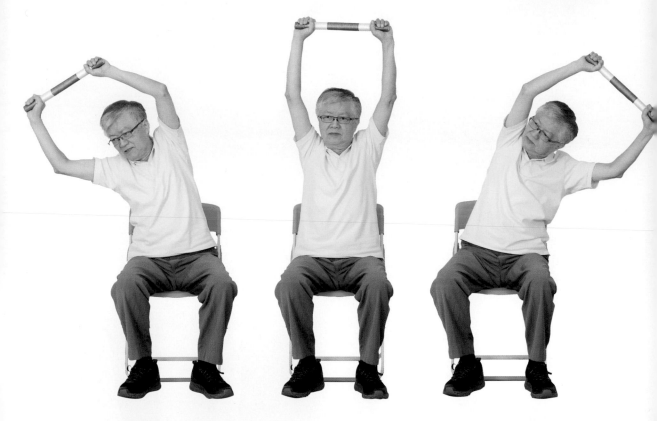

效益

● 伸展腰側部的肌群。

● 改善柔軟度，運動前暖身、運動後緩和適用。

健腦金箍棒 —— 三頭肌伸展

技法

① 雙手往背後觸掌，兩隻手像最遙遠的距離碰不到彼此，用棒子來幫忙。

② 手舉棒放置背後，一手在上，另一手在下。

③ 在下方的手可以往下拉，幫助上方的手多做一些伸展，動作停留 15 秒。

⚠ 注意事項 ⚠

● 對於有駝背的長輩，可將硬棍棒改成柔軟的毛巾進行操作，以免受傷。

● 停留在自己覺得痠痠緊緊的位置做伸展，不要過度勉強自己，以免造成疼痛不適。

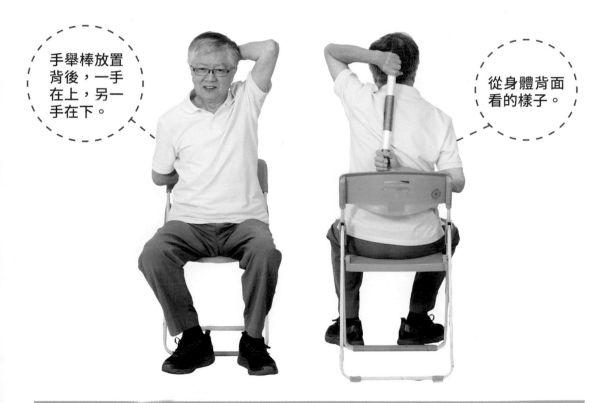

手舉棒放置背後，一手在上，另一手在下。

從身體背面看的樣子。

效益

● 伸展肱三頭肌、增加上肢柔軟度。

健腦金箍棒 ── 腹部繞圈

技法

1. 坐在椅子前側。
2. 單手握金箍棒,從肚子側邊往背後繞。
3. 再由另一手從背後接好金箍棒,沿著腰部繞到肚子前方。
4. 來回肚子繞圈 10 次,再反方向繞圈 10 次。

⚠ **注意事項** ⚠

- 如果轉棒被椅子卡住,往椅子前方坐一點,讓棒子能通過,繞著身體轉圈。
- 若有肩關節疾患,須依個人情況進行動作,不要勉強造成肩膀不適。

效益

- 避免關節卡卡,肩關節往後的動作也是很重要,可以用棒子當成媒介物,繞著肚子轉圈運動。
- 增加肩關節活動度。

來回肚子繞圈 10 次,再反方向繞圈 10 次。

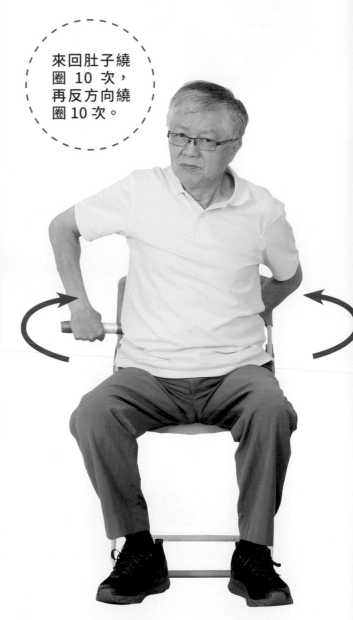

健腦金箍棒 ── 拋接棒子

技法

單手拋接

1. 用右手抓握棒子，掌心朝下，手肘伸直置於身體正前方。
2. 手掌張開放手時，要再快速抓握住棒子，以免棒子掉落在地上。
3. 挑戰 10 次連續不落地，完成後再換左手進行。

交替拋接

1. 雙手像暴龍的爪子一樣在胸前準備好。
2. 先用右手抓握棒子，右手放開時再由左手快速抓住棒子，左右手交替拋接棒子。
3. 挑戰連續 10 次不落地。

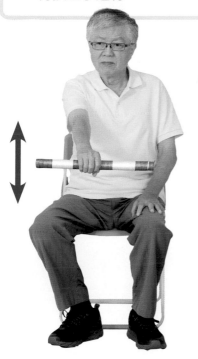

▲ 單手拋接，抓握時手掌心須確實打開合起。

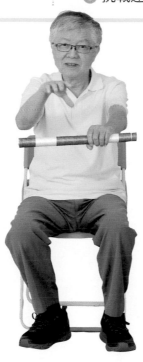

▲ 手抓握動作，在胸前抓好。

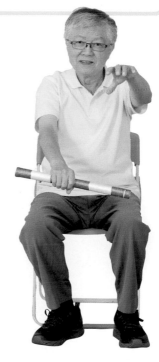

▲ 手掌心須確實打開合起。

⚠ 注意事項 ⚠

建議選用紙張做棍棒或海棉棒，以免棍棒材質過硬，落棒不慎擊中身體而受傷。

效益

● 訓練手眼協調能力、促進反應敏捷能力。

健腦金箍棒 ── 雙手拋接

技法

1. 雙手向上握著棒子。
2. 將棒子往上拋往空中，再用雙手接住棒子。
3. 再拋高一點，當棒子在空中時，快速拍手，等棒子落下時接住。

⚠ 注意事項 ⚠

- 建議選用紙張做棍棒或海棉棒進行操作。
- 拋接範圍依照個人視線範圍而定，不要拋過高。

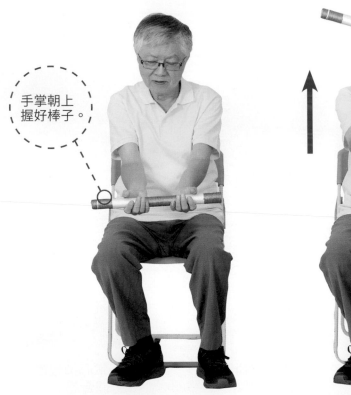

手掌朝上握好棒子。

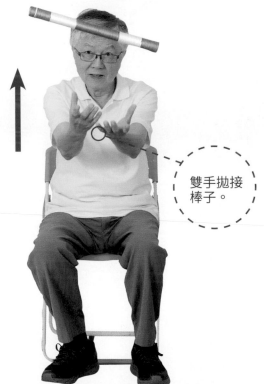

雙手拋接棒子。

效益

- 訓練手眼協調能力。
- 促進反應敏捷能力。

健腦金箍棒 ── 180 度轉棒

技法

1. 雙手向上握著棒子。
2. 將棒子往上拋轉 180 度圈，再用雙手接住棒子。
3. 挑戰連續 10 次不落地。
4. 再反向拋轉 180 度進行轉棒拋接的動作。

⚠ 注意事項 ⚠

- 在上拋的過程中，記得施力讓棒子旋轉。
- 在視線範圍內拋接棒子，避免拋棒過高。

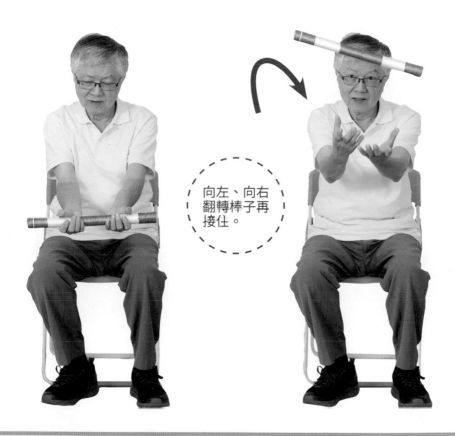

向左、向右翻轉棒子再接住。

效益

- 促進手眼協調。
- 改善反應速度與敏捷能力。

健腦金箍棒 ── 自由落體落棒反應

技法

1. 單手握棒，握在棒子的下緣。
2. 將手放開棒子自然落下時，快速地抓緊棒子的上緣，避免棒子掉落在地面。
3. 挑戰連續 10 次不落地，完成後再換手進行。

⚠ 注意事項 ⚠

- 單手落棒反應測驗，另一隻手不得幫忙。
- 可以找他人幫忙於視線範圍落棒，挑戰看看自己能否接到棒子。

效益

- 測驗反應速度。
- 提升注意力及反應敏捷力。

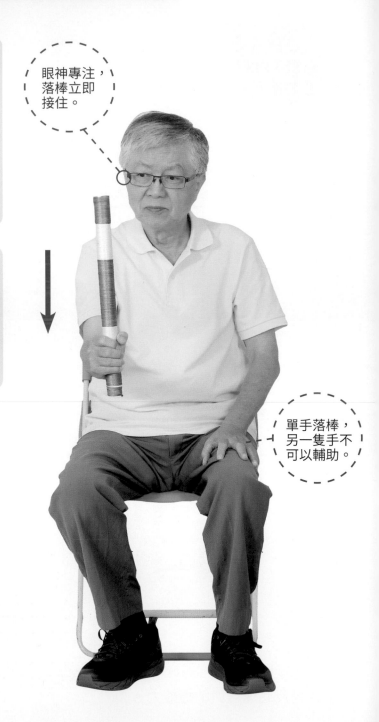

眼神專注，落棒立即接住。

單手落棒，另一隻手不可以輔助。

健腦金箍棒 ── 單手直轉棒

技法

1. 單手握棒,握在棒子的下緣。
2. 以單手垂直轉棒,將棒子往上翻轉 180 度,再以單手抓握住棒子。
3. 挑戰連續 10 次不落地,完成後再換手進行。

⚠ 注意事項 ⚠

● 眼睛要注意看著棒子進行動作比較簡單。
● 自製棒子長度約 1/2 手臂長,過長或過短都不便操作。

效益

● 訓練注意力及手眼協調能力。
● 促進反應敏捷能力。

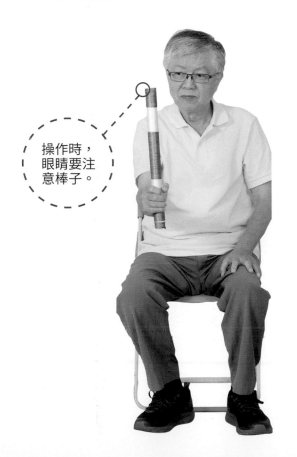

操作時,眼睛要注意棒子。

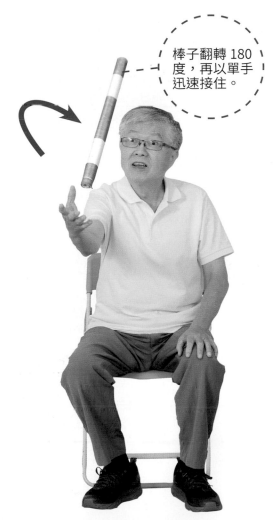

棒子翻轉 180 度,再以單手迅速接住。

健腦金箍棒 ── 左右胯下傳棒

技法

1. 單手握棒，握在棒子的下緣。
2. 將棒子穿越過右腳後再換左腳。
3. 左右來回 15 ～ 20 次。

⚠ 注意事項 ⚠

- 坐在椅子前側，比較好抬腿進行動作。
- 胯下繞棒的動作，記得左右腳都要平衡操作。

效益

- 大腿在抬起落下時，能訓練到腿部的肌耐力。
- 促進手腳協調動作。

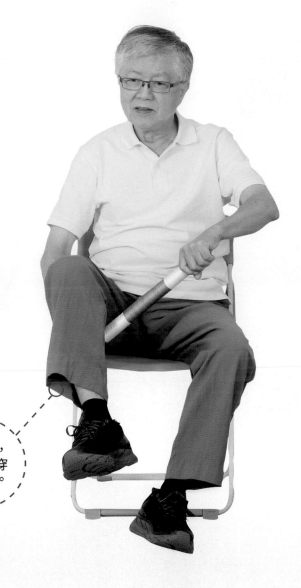

抬大腿，讓棒子穿過胯下。

健腦金箍棒 —— 棒子按摩

技法

① 單手或雙手握棒。
② 用棒子搥搥背、揉揉腳,讓身體緊繃的肌肉放鬆一下。

⚠ 注意事項 ⚠

● 輕壓按摩就好,不要過度用力按壓。
● 輕搥或揉壓大肌肉群。

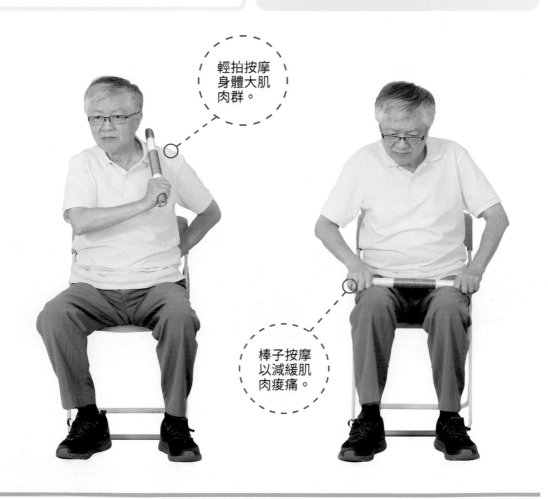

輕拍按摩身體大肌肉群。

棒子按摩以減緩肌肉痠痛。

效益

● 做運動累了,用棒子按摩以減緩肌肉痠痛。
● 舒緩肌肉疲勞。

● 彈力球運動

少年仔左手右手跨步上籃,身體四肢發達可頭腦卻一點都不簡單。靈巧的動作,主要來自於靈活敏捷的大腦迅速發出正確的動作指令。打球需要左右手互相搭配的協調能力,更要專心以免錯失接球的時機。對長輩而言,可以用彈力球訓練反應敏捷和專注!首先,我們選用直徑約 25 公分的瑜伽球或彈力球進行,這種大小的彈力球易於抓握和拍打,且重量輕盈,適合長輩做彈力球敏捷活動,漏接球不小心打到身體也較不會痛。

彈力球運動 —— 伸展暖身

技法

1. 坐在椅子上,雙手握彈力球,然後把彈力球高舉在頭頂上方。
2. 身體往左、右側彎,延展腰側部的肌肉。
3. 左手、右手微彎,來回輕輕地滾動彈力球,幫脊椎調整按摩一下。

⚠ 注意事項 ⚠

運動前別忘記都要做一些伸展運動,以免受傷、扭傷。

效益

● 伸展體側、柔緩調整脊椎。

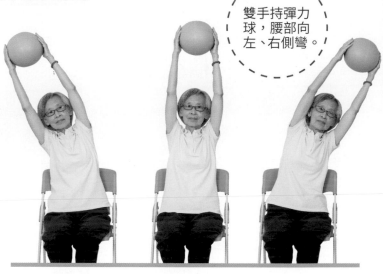

雙手持彈力球,腰部向左、右側彎。

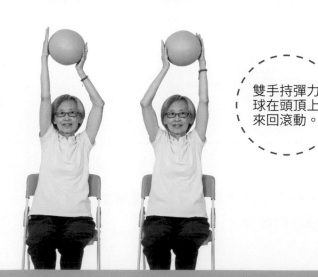

雙手持彈力球在頭頂上來回滾動。

彈力球運動 ── 單手拍球、雙手交叉拍球

技法

❶ 坐在椅子上,將彈力球拍打在雙腳之間的地面,單手向下拍球連續 10 下。

❷ 完成後,再換手進行向下拍球連續 10 下,接著可以挑戰用左右手交替拍打球不漏接。

⚠ **注意事項** ⚠

● 坐姿雙腿張開,在雙腿間拍打球時,小心身體不要過度前傾。

● 可以先用雙手接球拍球,再用單手接拍球,最後調整用左右手交叉拍球。

效益

● 促進手眼協調能力、促進反應敏捷能力。

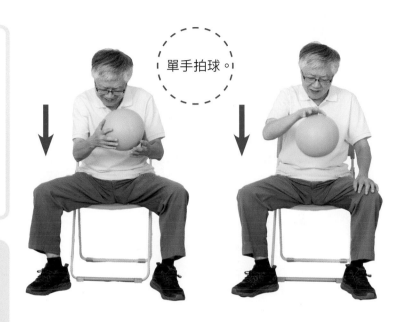

單手拍球。

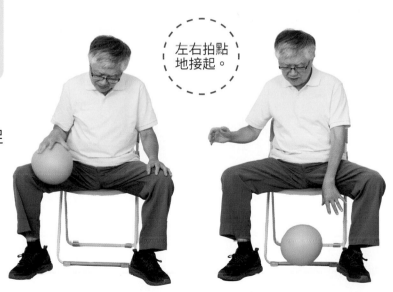

左右拍點地接起。

彈力球運動 —— 大腿夾球、雙腳夾球

技法

大腿夾球

1. 坐在椅子上，用雙腳大腿夾起彈力球。
2. 雙腳大腿一起向上抬起、放下，來回 10 次。
3. 完成後，用手拍一拍，按摩一下雙腿。

雙腳夾球

1. 坐在椅子上，用雙腳小腿夾住彈力球。
2. 用力時，雙腳向上抬腿伸直，放鬆時雙膝彎曲放下，來回 10 次。
3. 完成後，用手拍一拍，按摩一下雙腿。

⚠ 注意事項 ⚠

小心進行過程中，不要讓彈力球溜走了！

效益

● 腿部肌力訓練、核心肌群肌力訓練。

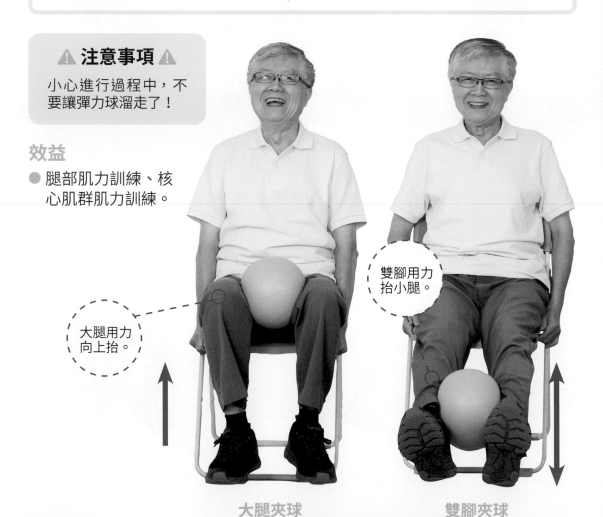

大腿用力向上抬。

雙腳用力抬小腿。

大腿夾球　　　　　雙腳夾球

彈力球運動 ── 空中拋接、拍球點地

技法

空中拋接球

❶ 兩人坐姿距離約 1 ～ 1.5 公尺。

❷ 互相把彈力球拋在空中給對方接，球不落地。

拍球點地

❶ 兩人坐姿距離約 1 ～ 1.5 公尺。

❷ 拍球點地互相傳球。

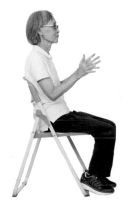
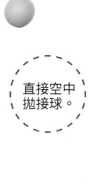
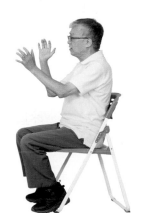

直接空中拋接球。

空中拋接球

⚠ 注意事項 ⚠

用軟球或彈力球進行，不可用籃球等材質較硬的球體操作，以免漏接，擊中身體受傷。

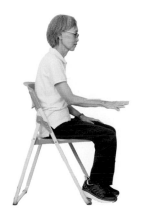
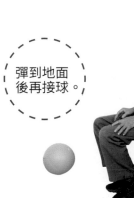
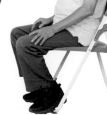

彈到地面後再接球。

拍球點地

效益

● 促進雙人互動，增加反應敏捷能力。

✦ 進階玩法 ✦

1. 人多時可以圍成圈，一起進行丟接彈力球的遊戲，可以搭配 p.79「記憶傳球」的語意流暢度和記憶遊戲一起進行。

2. 若想再提升難度，還可以更換球體大小，用大一點的抗力球丟接球，這會需要用更大的力氣才能舉起球傳遞，能讓長輩感受不同大小或不同重量的球體，嘗試控制力道與感覺。

●相毽歡

毽子是小時候很常用來訓練手眼協調或是平衡的物品，輕便易取得，戶外或室內都能使用。年長者站著踢毽子較易有跌倒風險，但仍可改用坐姿透過毽子和板子，進行手眼協調的活動。進行活動前，要先備妥數個毽子、數片 PP 板或一般較硬的板子。

相毽歡 ── 個人遊戲、多人進行、分組競賽

技法

個人遊戲

1 坐在椅子上，徒手拋接毽子，練習數次。
2 手拿硬板拋接毽子。
3 可指定拋接次數，以調整困難度。

多人進行

1 坐在椅子上，幾人圍成一圈。
2 以手拿硬板拋接毽子的方式傳遞，毽子不掉落就算過關。
3 可調整長輩們的座位間距，以增加困難度。

分組競賽

1 讓長輩先分成兩組，坐在椅子上。
2 以手拿板子拋接毽子的方式依序傳遞，掉落則重來，或者由掉落者重新開始。
3 最後一個人須將毽子投進桶子內，先完成的隊伍獲勝。

⚠ 注意事項 ⚠

進行過程中要注意椅子是否穩固，避免為了接毽子而跌倒。

效益

● 增加注意力和手眼協調能力。
● 促進反應敏捷能力。

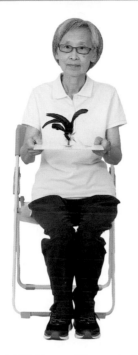

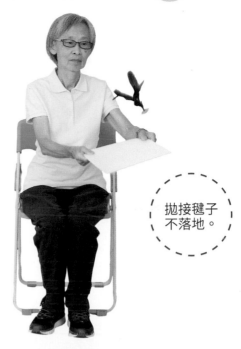

拋接毽子
不落地。

▲ 用毽子、1 張 A4 大小
較硬的板子進行遊戲。

▲ 進行拋接練習，可指定
拋接次數調整困難度。

✦ 進階玩法 ✦

備妥乒乓球拍、毽子，坐
在椅子上。以單手拿乒乓
球拍，拋接毽子。將板子
換成接觸面較小且單手持
拿的桌球拍，可以增加遊
戲的困難度。

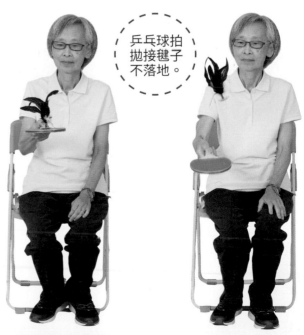

乒乓球拍
拋接毽子
不落地。

▲ 單手持乒乓球拍，
把毽子放在球拍上。

▲ 將毽子拋擲出去。

● 毽子九宮格

以毽子為媒介進行九宮格活動，可以增強對數字的認知，以及手部肌肉的訓練，而且為了可以拋丟到距離自己較遠的數字，雙手能做到延伸、伸展的動作。進行活動前，要先備妥數個毽子、數片 PP 板或一般較硬的板子、數字卡或撲克牌，以及數條繩子。

毽子九宮格 —— 個人遊戲、競賽

技法

個人遊戲

1. 以童軍繩、字卡（或撲克牌）在地面上排出九宮格。
2. 將毽子拋至指定數字上。
3. 用這種方式進行賓果遊戲。

競賽

1. 分配雙人對戰競賽。以童軍繩、字卡（或撲克牌）在地面上排出九宮格。
2. 將毽子拋至指定數字上。
3. 用這種方式進行賓果遊戲，先連成線的人獲勝。

✦ 進階玩法 ✦

以童軍繩在地上排出九宮格，並手持板子，將毽子拋至九宮格內，以賓果的方式進行活動。在毽子降落的格子中，擺上屬於自己的標示物，連成一線即算賓果。也可多人或分組進行賓果競賽，並思考要拋至哪一格，才可避免對手連線。另外，亦可在九宮格內放入撲克牌代表分數，拋至該格子內就獲得幾分，遊戲結束後，計算得分最高者獲勝。

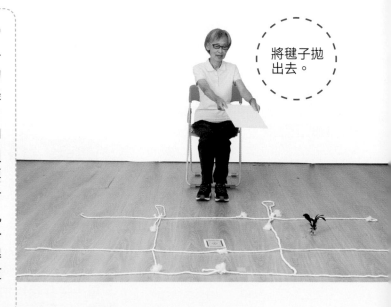

將毽子拋出去。

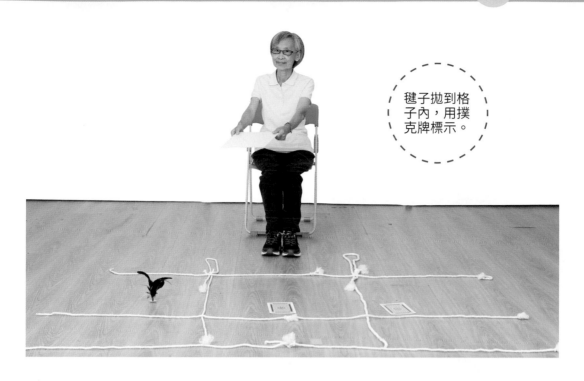

鍵子拋到格子內，用撲克牌標示。

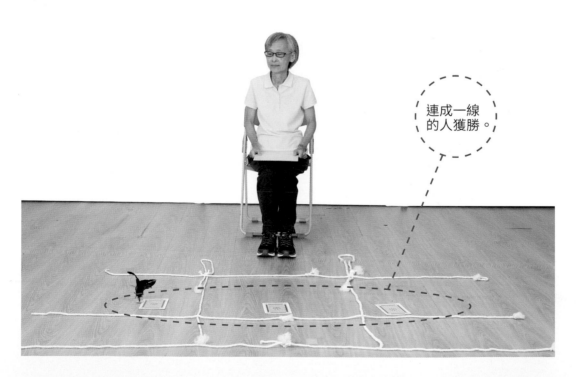

連成一線的人獲勝。

Part7 平衡運動

單元介紹

老年人最怕跌倒，依據國民健康署調查老年人的跌倒發生率為20％，就是每5位長者就有一人曾發生跌倒的意外。這個比例相當高，要預防跌倒，除了調整長者的居家環境整齊、明亮之外，更重要的是強化自身的平衡力、下肢肌力和柔軟度，讓自己在遇到突如其來的刺激干擾時，身體仍然可以維持平衡、保持重心穩定不跌倒。平衡感變差是長輩常見的問題，可能來自於藥物、睡眠狀態、飲酒、自身平衡能力下降的影響，長者可以在醫院、衛生所或向長期照顧管理中心，申請進行綜合的平衡或跌倒危險因子評估，以了解自身內外在因子對於平衡功能的影響。

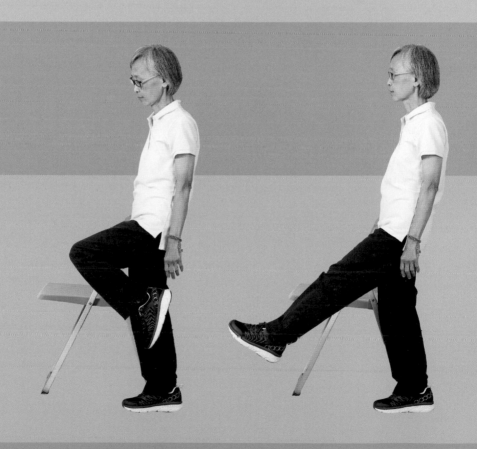

●椅子平衡運動

這裡介紹幾項「椅子平衡動作」，讓長輩能扶著椅子進行平衡運動，訓練時更加安全！若在運動過程中搖晃站不穩、平衡比較差的長輩，運動時可用腳尖輕點地再抬起，或改用雙手扶住椅背增加穩定性，切記不要過度勉強，平衡要訓練，安全更要顧好。

椅子平衡運動 —— 立姿擺腿

技法

① 站立於椅側，單手扶椅子。
② 外側的腳抬起，進行大腿前後擺動數次。
③ 做左右斜前、斜後方向的擺動數次，藉此活動髖關節。
④ 完成後走到椅子另一邊，換腳進行相同的動作。

⚠ 注意事項 ⚠

單腳站立對長輩而言是較為困難的平衡動作，因此在操作上務必扶椅操作，切勿勉強挑戰自己，若平衡不穩造成跌倒反而危險。

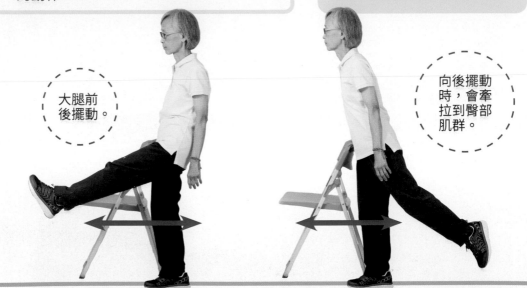

大腿前後擺動。

向後擺動時，會牽拉到臀部肌群。

效益

● 立姿擺腿動作對支撐腳而言，能訓練單腳站立的平衡穩定度，支撐腳需感應到擺動的重心調整，同時又得維持穩定；對擺動腳而言，則可以改善髖關節活動度。

椅子平衡運動 —— 小腿前後踢

技法

1. 站立於椅側，單手扶椅子。
2. 外側腿抬起，膝蓋固定大腿不動。
3. 小腿前後來回輕踢數次，再換腳進行。

⚠ **注意事項** ⚠

- 操作時務必扶椅進行，切勿勉強挑戰自己。
- 膝關節前後踢時，不要過大力，輕踢將小腿前後活動即可。

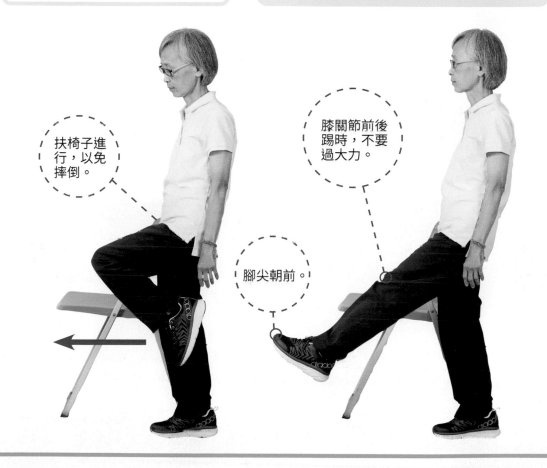

扶椅子進行，以免摔倒。

膝關節前後踢時，不要過大力。

腳尖朝前。

效益

- 增加站立支撐腳的平衡穩定度。
- 增加膝關節的活動度。

椅子平衡運動 ── 雙腳呈直線站立

技法

① 站立於椅側，單手扶椅子。

② 腳尖對著腳跟呈直線站立，重心放在後腳，維持站立平衡 15～30 秒，感覺身體重心左右移動的狀況。記得前後腳交換進行直線站立。

⚠ 注意事項 ⚠

腳尖對著腳跟站立呈一直線，這也是相當具有挑戰的靜態平衡姿勢，務必扶椅操作。

效益

● 改善靜態平衡能力。

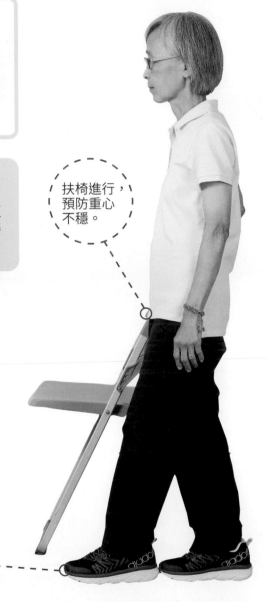

扶椅進行，預防重心不穩。

腳跟貼著腳尖呈一直線站立。

椅子平衡運動 ── 前後跨步、左右踏併步

技法

前後跨步

① 單手扶椅子，用內側腳做為支撐點，由外側腳進行向前、後跨步動作。

② 反覆進行動作 10 ～ 15 下，至另一側椅旁，換腳進行。

左右踏併步

① 站立於椅子後方，雙腳張開約椅子的寬度。

② 左腳向外張開，右腳跟著併起；右腳向外張開，左腳跟著併起。

③ 移動身體的重心，進行左右開合踏併步的動作，來回進行動作 10 ～ 15 下。

效益

● 有時不小心絆倒易造成跌倒的意外，平常做前後跨步，不小心絆倒時可以快速跨步支撐維持穩定。

● 側走踏併步除了能幫助向左右方向快速做出平衡穩定的反應動作，還能強化腿側肌群的訓練。

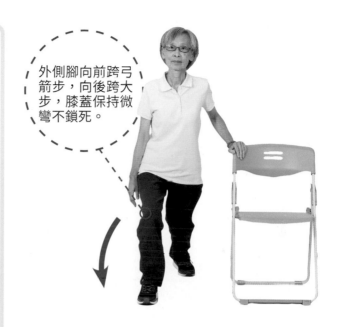

外側腳向前跨弓箭步，向後跨大步，膝蓋保持微彎不鎖死。

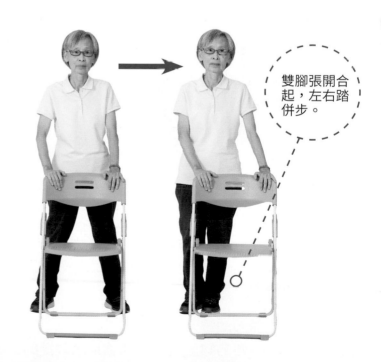

雙腳張開合起，左右踏併步。

椅子平衡運動 —— 左右交叉步

技法

1. 站立於椅子後方,雙腳張開約椅子的寬度。
2. 左腳向外張開,右腳跟著繞過左腳後點地。
3. 右腳向外張開,左腳繞過右腳後點地,來回進行動作 10 ～ 15 下。

⚠ 注意事項 ⚠

- 動作不用太快,小心不要被自己的腳絆倒了!
- 腳尖向後交叉輕點就好。

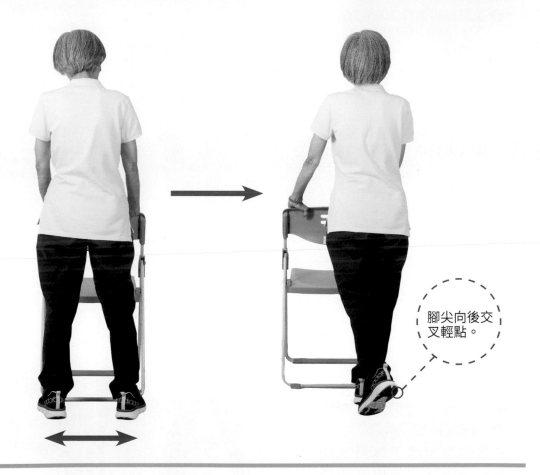

腳尖向後交叉輕點。

效益

- 增加腳部的靈活度。
- 動態平衡的難度增加,加強反應敏捷的訓練。

椅子平衡運動 —— 後勾腳

技法

① 站立於椅子後方,雙腳張開約椅子的寬度。

② 將小腿勾起,向後踢臀部。

③ 先簡單進行左右後勾腳,反覆進行動作 10 ～ 15 下。

⚠ 注意事項 ⚠

● 動作緩慢不用過快,以防跌倒。

● 腳踢不到臀部也沒關係,不用勉強自己,每個人能到達的角度本來就不同,可依個人的狀況調整。

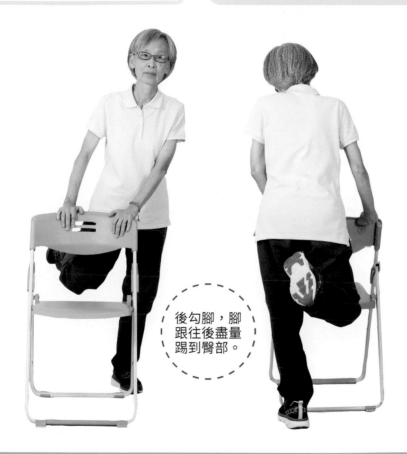

後勾腳,腳跟往後盡量踢到臀部。

效益

● 小腿向後勾腳,左右交替時,能訓練身體重心的調節,增加動態平衡能力。

● 後勾腿能訓練到大腿後側肌群。

小專欄 原地踮腳尖＆椅子深蹲

誰說最美的是「竹竿腿」？你知道現在「竹竿腿」反而是肌少症的代表嗎？肌少症是指肌肉量不足，最簡單的指標可以用雙手大拇指和食指圈住小腿圍最寬處，若是圈得起來代表小腿太細，可能是肌肉量不足。也可以用皮尺量測，依據亞洲肌少症工作小組指標，女性小腿圍＜ 33 公分，男性小腿圍＜ 34 公分，就可能有肌少症的問題。預防肌少症的兩大法寶：「營養補充蛋白質」、「規律做運動」，尤其是肌力訓練，最能增加肌肉的力量。接下來要介紹兩個需要使用椅子的下肢肌力訓練，有強而有力的腳才能行萬里路，走路才能走得穩當不跌倒。

技法

原地踮腳尖

① 站立於椅子後方，雙手扶椅子。

② 兩腳併攏，身體向上踮腳尖。

③ 反覆進行動作，每回合 10 下，中間休息一下，執行 2 ～ 3 回合。

④ 練習一段時間後，可以增加強度到每回合 15 下。

⚠ 注意事項 ⚠

● 雙手扶椅做踮腳尖的動作時，身體打直，不要過度彎曲。

● 身體重心不要過度前傾或將重量放在椅子上，以免重心不穩向前傾倒。

效益

● 有助於強化小腿後側腓腸肌，以及比目魚肌的訓練。

● 能改善下肢血液循環、改善靜脈曲張和水腫的問題。

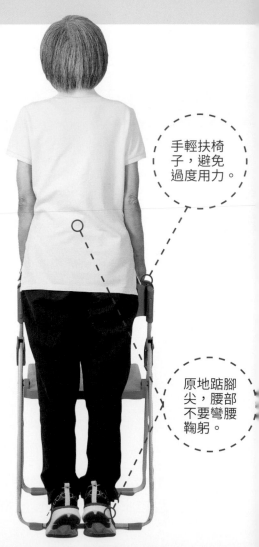

手輕扶椅子，避免過度用力。

原地踮腳尖，腰部不要彎腰鞠躬。

技法

椅子深蹲

1 椅子放在臀部下方，坐下站起，坐下時臀部在椅子正上方，臀部盡量不要碰到椅子。

2 反覆進行動作，每回合 10 下，中間休息一下，執行 2～3 回合。

3 練習一段時間後，可以增加強度到每回合 15 下。

⚠ 注意事項 ⚠

● 長輩做深蹲動作時，一定要將椅子放在臀部下方，除了可以預防跌倒外，還能有個目標物做為引導，提醒長輩下蹲時臀部要後翹，好像要坐到椅子一般，能確保下蹲時膝蓋不會超過腳尖，以免膝關節的壓力過大。

● 背打直，不彎腰駝背。

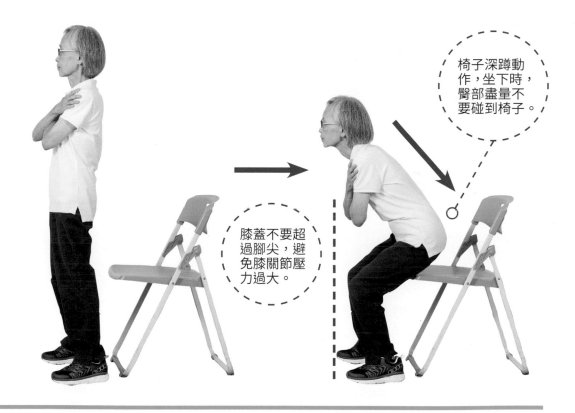

椅子深蹲動作，坐下時，臀部盡量不要碰到椅子。

膝蓋不要超過腳尖，避免膝關節壓力過大。

效益

● 綜合訓練下半身肌肉群，包括臀部、髖屈肌、股四頭肌、小腿肌等，腿部有力量可以預防肌少症。

● 改善髖關節、膝關節活動度，促進血液循環。

●動態平衡模特兒走秀

我們效法一下模特兒走秀的平衡步伐，用不同的走路方式，來訓練自己的動作平衡表現。許多公園或室內設施有建置行人步行的扶手，可以多加利用，當作步態練習的輔助道具，長輩可以扶著走廊的長欄杆進行步態練習。若在室內，可以用數張椅子拼成扶桿做為輔助。

動態平衡模特兒走秀 ━━ 雙腳呈直線走路

技法

1. 將數張椅子拼成扶桿做為輔助。
2. 腳跟對著腳尖走直線。
3. 向前、向後各走 10 步。

⚠ 注意事項 ⚠

- 可以在公園扶長欄杆進行向前步行，但開放場所環境較複雜，不建議向後倒退走。
- 不建議不扶欄杆走直線，因平衡挑戰較大，易造成跌倒意外。

效益

- 雙腳呈直線又稱 tandem walking，可增加動態平衡能力。

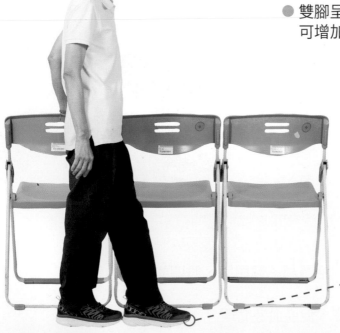

腳跟貼著腳尖，向前走一直線，完成後，向後走一直線。

動態平衡模特兒走秀 ── 穿高跟鞋腳尖走路

技法

① 將數張椅子拼成扶桿做為輔助。
② 踮著腳尖走路。
③ 向前、向後各走 10 步。

⚠ 注意事項 ⚠

● 在公園的開放場所進行時,不建議向後退走。
● 背打直,避免身體過度前傾走路,以防跌倒。

踮腳尖走路,注意身體不要過度前傾。

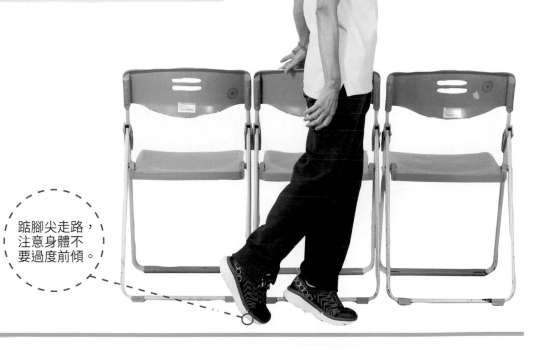

效益

● 增加動態平衡能力。
● 有益於增加血液循環消水腫。

動態平衡模特兒走秀 ── 腳跟走路

技法

1 將數張椅子拼成扶桿做為輔助。
2 以腳跟走路。
3 向前、向後各走 10 步。

⚠ 注意事項 ⚠

● 在公園的開放場所進行時，不建議向後退走。
● 腳跟點地走路較易疲勞，依個人身體狀態調整步數做適當的休息。

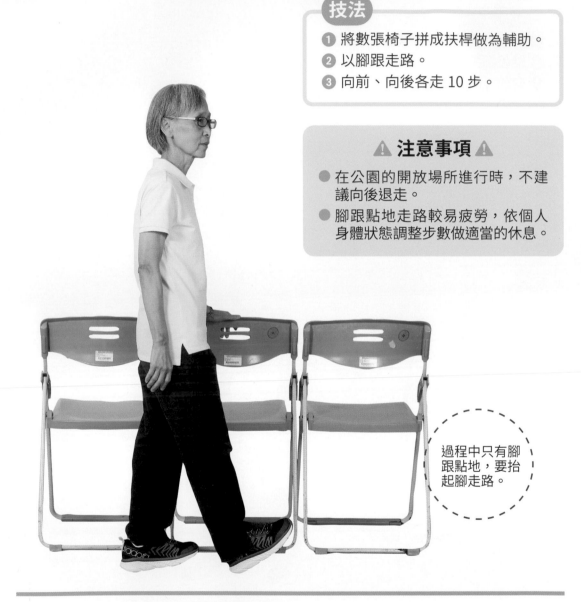

過程中只有腳跟點地，要抬起腳走路。

效益

● 增加動態平衡表現及增強小腿肌力。
● 過程中只有腳跟點地，訓練長輩要抬起腳走路，改善拖步走路的問題。

動態平衡模特兒走秀 ── 螃蟹走路

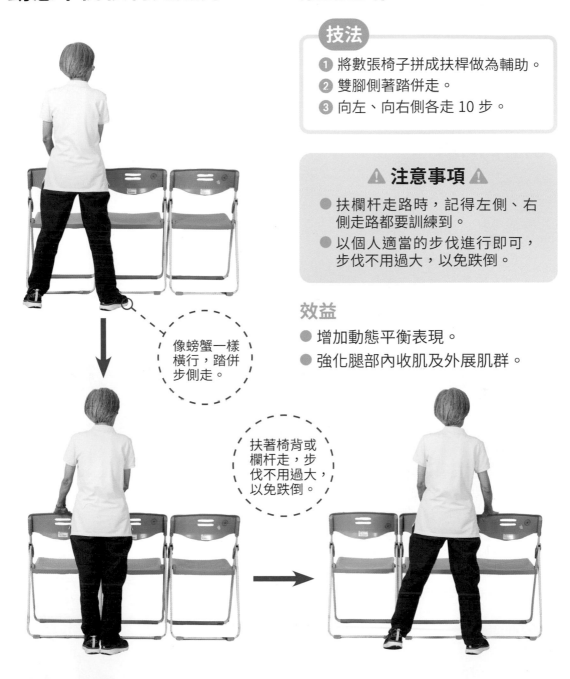

技法

1 將數張椅子拼成扶桿做為輔助。
2 雙腳側著踏併走。
3 向左、向右側各走 10 步。

⚠ 注意事項 ⚠

● 扶欄杆走路時，記得左側、右側走路都要訓練到。
● 以個人適當的步伐進行即可，步伐不用過大，以免跌倒。

效益

● 增加動態平衡表現。
● 強化腿部內收肌及外展肌群。

像螃蟹一樣橫行，踏併步側走。

扶著椅背或欄杆走，步伐不用過大，以免跌倒。

● 蛇行不倒翁

這個活動是設計用扇子持氣球走路，步行過程中需要跨越障礙，這是同時需要用上肢托住氣球不落地，又同時需要訓練到下肢活動，穿越障礙物的動態平衡運動。這類型雙項運動能增添平衡運動的難度，有助於訓練長輩的平衡能力。進行活動前，先備妥扇子或羽球拍、氣球、椅子。

蛇行不倒翁

技法

1 **個人托氣球走路**：讓長輩自己用扇子托著氣球走路不落地。

2 **個人拍氣球走路**：讓長輩自己用扇子輕拍打著氣球走路不落地。

3 **蛇行挑戰賽**：將步行路線用椅子設置成障礙物，讓長輩手持氣球繞過障礙物走 S 形，同時要挑戰氣球不落地。

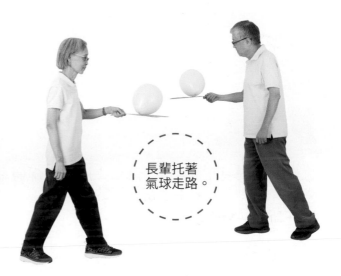

長輩托著氣球走路。

⚠ 注意事項 ⚠

留意設置的障礙物不要太矮小，例如低於膝蓋以下，以免視線看不到，反而容易造成跌倒的危險。

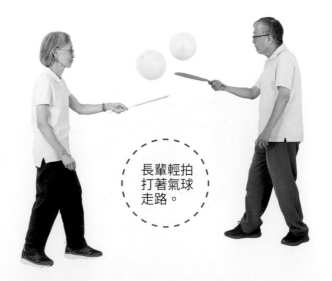

長輩輕拍打著氣球走路。

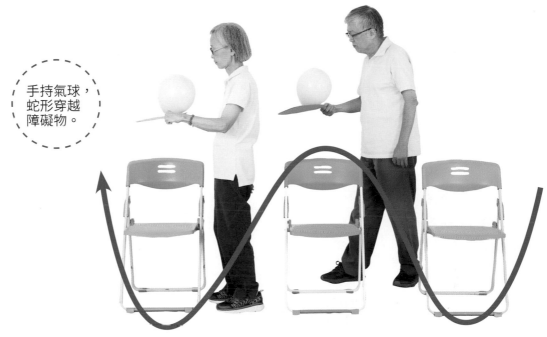

手持氣球，
蛇形穿越
障礙物。

效益

● 這是一種雙項任務訓練，結合上肢的手部穩定動作，以及下肢的動態平衡訓練，有助於增加雙項任務執行的能力。

● 提升動態平衡表現。

★ 進階玩法 ★

1. **上肢持物＋下肢平衡運動**：在下肢平衡步行動線中，用設計指定的步行方式調整難度，比如走直線、繞過障礙走 S 形、跨越障礙物、踮腳尖走等；上肢持物，如托氣球走、拍打氣球走等動作，用上肢活動來增加下肢維持平衡的困難度。可依照長輩的能力漸增活動難度，先單純以步行訓練進行，進階再增加上肢的手持物品任務。為了增加活動趣味，也可以讓長輩分成兩組進行「蛇行不倒翁」障礙賽，看哪一組率先完成即獲勝。

2. **動腦認知活動＋下肢平衡運動**：如玩法 1，下肢平衡動作可以用走直線、繞過障礙走 S 形、跨越障礙物、踮腳尖走等步伐進行。增加平衡的困難度的部分，改用認知功能的挑戰，比如 2 人一起做平衡走路的訓練，互相出算術題，例如 100—7 ＝ 93，93—7 ＝ 86，86—7 ＝ 79，依序減 7，挑戰一邊維持平衡穩定又要回答正確的計算題。認知遊戲也可用語意流暢度的測驗，邊走路邊說出動物的名稱、水果名稱，或是股票名稱等，題目可以自行變化，挑戰看看誰可以說得最多不重複且不詞窮。

●敏捷梯

繩梯又稱為敏捷梯,是一種利用梯形繩索來鍛鍊腿部肌肉、敏捷平衡、協調性,並且提升心肺功能的工具。進行活動前,先備妥 1 組敏捷梯。

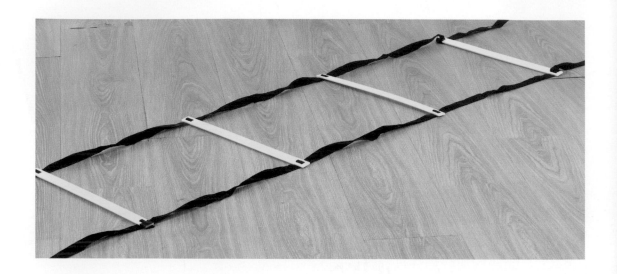

技法

① 先以平常行走的方式熟悉敏捷梯的格子大小,略微跨大步的行走,避免小碎步。

② 增加困難度,以踮腳尖或踮腳跟的方式進行,同時可以進行肌力訓練,如果想要再增加更多平衡訓練,可以加入擺手。

✦ **進階玩法** ✦

1. 加入變換隊形的方式行走，除了身體上的訓練之外，也需記憶步伐、增加短期記憶的練習。

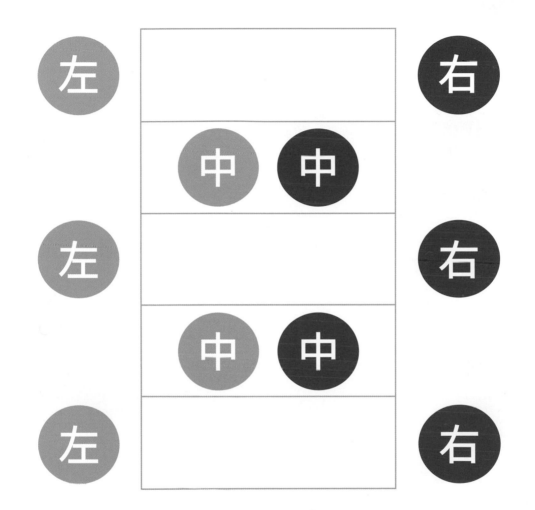

▲ 口訣：右左中中、右左中中

2. 通常是正面朝前行走，但生活上，免不了還是會有側身移動的時候，這時身體平衡也很重要，所以可以採螃蟹走路的方式練習。在橫向行走的部分，也可以從「腳跟腳尖都著地」開始練習，然後增加難度成「踮腳尖」或「踮腳跟」，再加入「擺手」、「前後位移」，以達到敏捷度和大腦認知多樣化的訓練。

骰動好腦力

這個遊戲是由大冒險的骰子遊戲發想而來，以雙項任務訓練（dual-task training）的概念，結合認知訓練的種類命名測驗，以及動作的平衡訓練一併執行。在認知任務上，參考語意流暢度測驗，比如讓長輩盡可能說出所知道的水果名稱，說得愈多，代表語意流暢度的功能愈佳；在動作任務上，則讓長輩維持指定的靜態站立平衡動作。

雙項任務訓練困難度會較單一任務訓練來得高，主要原因在於注意力資源受限的影響。當長輩同時需要維持平衡並回答認知問題時，可能會造成長輩維持平衡的難度增加，或是回答認知題目的時間加長，甚至出錯的狀況。因此，藉由雙項任務的訓練，有同時訓練認知、動作功能的益處。

道具

以厚紙板自製骰子。製作認知指令骰子，骰子的 6 個面分別貼上不同類別的物體圖案，像是魚類、動物、水果、台灣地圖、飛機、算術等。

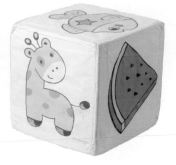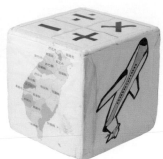

▲ 認知指令骰子範例，每面圖案不同。

技法

❶ 讓長輩手牽手互相扶持，圍成圓圈。

❷ 下肢維持帶領者指定的靜態站姿平衡動作，由簡單到困難的站姿動作：

　1. 雙腳併攏站。 2. 雙腳半直線站。 3. 雙腳直線站。 4. 單腳站。

❸ 讓長輩雙腳維持站姿平衡動作，再骰出認知任務的骰子，依據骰子圖示指令，輪流說出該指定的認知任務，過程中提醒每個人的答案盡量不要重複。

❹ 認知任務，建議可有以下 6 種不同類別：

　1. **魚類**：讓長輩輪流說出魚的名稱，如虱目魚、吳郭魚、鮭魚、比目魚等，也可以創意說出魚的料理名稱，如豆酥鱈魚、清蒸鱸魚等。

　2. **動物**：說出動物的名稱，如狗、貓、長頸鹿、獅子、老虎等，注意不可讓長輩直接依序念出十二生肖，以免太過簡單。

3. **水果**：說出水果名稱，如蓮霧、芭樂、鳳梨等。增加難度也可以指定水果顏色，如請說出紅色的水果，如西瓜、火龍果、紅毛丹、荔枝等。

4. **台灣地圖**：說出台灣的名勝古蹟或旅遊景點，如太魯閣、赤崁樓、陽明山、北港朝天宮、內灣老街等。

5. **飛機**：說出世界觀光勝地，如東京鐵塔、峇里島、羅浮宮、萬里長城等。

6. **算術**：帶領者出算術考題，如請每位長輩輪流說出 100 減 7、再減 7、再依序減 7 的答案。

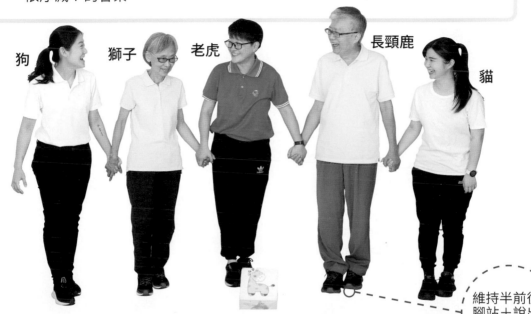

狗　　　獅子　　　老虎　　　長頸鹿　　　貓

維持半前後腳站＋說出 1 種動物名稱。

▲ 牽手維持站立平衡，並說出指定的認知任務名稱。

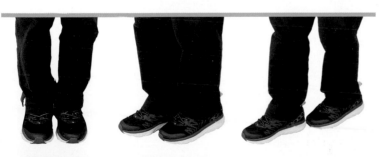

▲ 雙腳併攏站　　▲ 雙腳半直線站　　▲ 雙腳直線站

★ **進階玩法** ★

帶領者可以依據長輩的功能程度，彈性調整骰到認知任務要說出幾個該種類的名稱，且不能重複，如說 1 個或 2 ～ 3 個。對於功能程度較弱的長輩，帶領者可以用引導式提示答案，如水果名稱，提示猴子愛吃的，黃色長條狀的是？長輩答：香蕉。

Part 8 球類運動

單元介紹

年輕人愛打球，長輩也可以利用「球」來達成許多的運動訓練。這個單元集合了球類遊戲，包括棒球、滾球、網球、乒乓球等等，但遊戲規則跳脫原本我們熟知的球類遊戲規則，而是利用不同類型球的特性，創造出新的適合長輩互動的小遊戲。比如，網球運動是相當需要速度感的運動，但網球球速相當快，使得原先沒有運動習慣的長輩很難在網球場上追逐跑跳，但我們可以調整運動的道具，像是把網球變成氣球，氣球在漂浮對打中即放緩速度，讓長輩們看得到球，並且能擊中球，從中獲得打球的樂趣。長輩因為老化可能造成身體功能改變，像反應變緩、速度較慢、視覺較不敏銳等，適應體育（Adapted Physical Activity）的概念，讓我們可以藉由調整運動進行的規則、道具等方法，因應對象的受限範圍來進行調整與適應，讓運動能適合各式各樣的人進行，並達成運動的效益。因此，來試試這些超乎原有想像的球類遊戲吧！

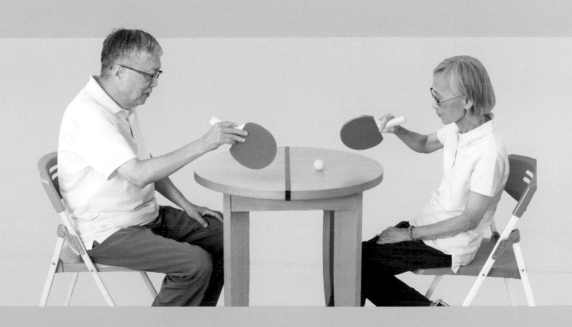

● 小丑丟接球

小丑般的雜耍遊戲，需要雙手交替的快速抓握，也需要快速的手眼協調反應，藉由這種丟接球遊戲，可以增加長輩的手眼協調能力，以及動作敏捷度。進行活動前，先備妥能單手抓握的海綿軟球或報紙球。

小丑丟接球 ── 個人練習、雙人一組

技法

個人練習

1. 坐在椅子上，自己用單手丟接球，完成連續 10 次不落地後，再換手進行。
2. 除了手心朝上的丟「接」球之外，還要挑戰手心朝下的丟「抓」球練習。

雙人一組

1. 2 位長輩坐在椅子上，都用右手丟球、左手接球，培養默契準備同時丟接球，共同數數「1、2、3」，當數到「3」時，同時丟出自己的球，並且接住對方的球。
2. 挑戰連續 10 次不落地！
3. 換手進行，用左手丟球，右手接球。

⚠ 注意事項 ⚠

- 兩人之間的距離約 1 步長，不要太遠，以免不好丟接球。
- 兩人同時丟接球時，可以一起喊指令，改善丟接球的默契與成功率。

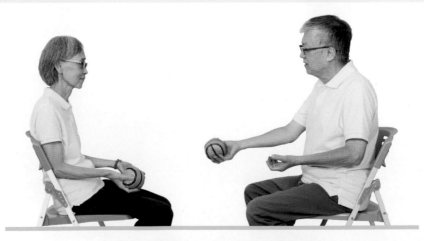

▲ 雙人遊戲時，右手準備一起丟球。

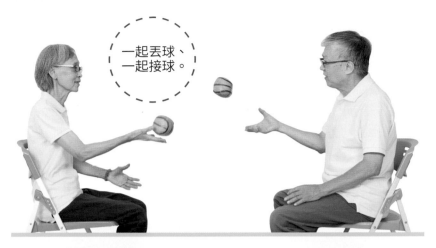

一起丟球、
一起接球。

▲ 雙人遊戲時,一起數「1、2、3」,右手丟球。

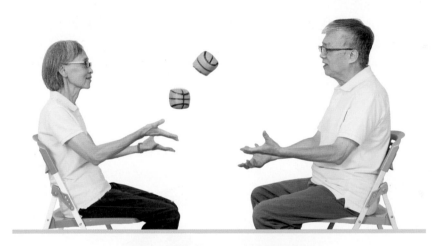

▲ 雙人遊戲時,左手準備接球。

效益

增加雙人互動樂趣,以及敏捷性、協調性。

★ 進階玩法 ★

改由左手丟球、右手接球。對於左手非慣用手的人來說,換手丟球反應會變慢,但也不要因為比較不順手而不做喔!有做有訓練,才能提升非慣用手的反應速度,當需要時,也才能幫上慣用手的忙唷!

● 氣球緩緩拍

這是用氣球互相拍打的遊戲，利用氣球體積大、移動緩慢的特性，讓長輩看得清，更打得到，增加遊戲趣味和成就感，同時，更能藉此訓練長輩的專注力與反應速度。進行活動前，先備妥 10 吋色彩鮮明的氣球、行動式球網、扇子或羽球拍。

氣球緩緩拍 ── 接傳球

技法

個人練習

1. 坐在椅子上，自己用單手接拍氣球，完成連續 10 次不落地。
2. 換手進行。

雙人互傳

1. 2 位長輩面對面坐著，雙方之間距離約兩個手臂長。
2. 向前方傳遞氣球給對面的人，互相傳球，完成連續 10 次不落地。

⚠ 注意事項 ⚠

注意長輩若身體過度前傾，可能有跌倒的風險，所以要提醒長輩應採坐姿，臀部不得離開椅子。

效益

增加身體功能性前伸。

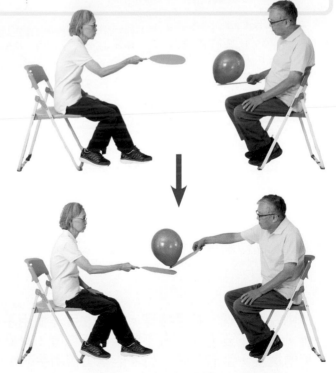

雙人互傳

氣球緩緩拍 —— 扇子網（氣）球 PK 賽

技法

雙人互打氣球

1. 2 位長輩面對面坐著，雙方之間距離比兩個手臂長再長一點。
2. 互相拍打氣球，熟悉一下拍打氣球的力道感覺。

扇子網（氣）球 PK 賽

1. 2 位長輩面對面坐著，雙方之間距離比兩個手臂長再長一點。
2. 加上網子，增加擊球的難度與挑戰，互相拍打氣球要過網才算達陣。
3. 要專心看氣球飛到哪去，以快速反應回擊，若氣球在對方的領域中落地即獲勝！

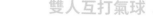

雙人互打氣球

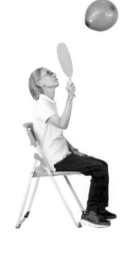

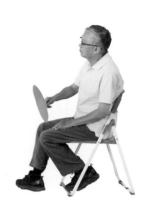

⚠ 注意事項 ⚠

長輩打得盡興時，可能會身體過度後仰或激動站起來，要小心跌倒的危險。

因此打球過程中，一定要派協助員在兩隊長輩旁邊，協助接住後方或出界的球，並不時提醒長輩注意安全、不要站起來。

扇子網（氣）球 PK 賽

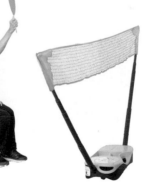

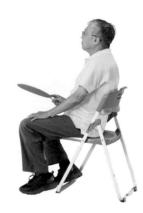

效益

增加心肺耐力和反應敏捷性，藉由氣球網球賽，增加長輩參與身體活動的趣味與動機。

鐵扇公主

這個活動可以增加長輩的上肢活動功能，左、右手都做，能訓練到雙手的肌耐力！進行活動前，先備妥乒乓球、乒乓球拍或扇子。

鐵扇公主

技法

① 2 位長輩各坐在桌子的對面，各持 1 支乒乓球拍，在桌子的中央貼上一條直線，由裁判將乒乓球放在桌子中央。

② 當裁判喊「開始」時，各人用最快的速度搧風，搧動乒乓球，球滾往對方的桌邊掉落則獲勝！

⚠ 注意事項 ⚠

搧風時，不能直接拍打或觸碰到球。

效益

增加手部肌耐力。

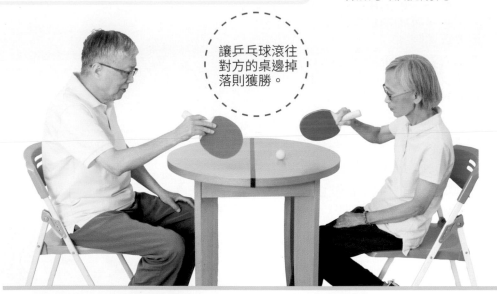

讓乒乓球滾往對方的桌邊掉落則獲勝。

✦ 進階玩法 ✦

增加球的重量，球拍要揮動大力一點才滾得動球。增加球拍的重量，當揮舞球拍 (搧風) 時，也會訓練到手部的肌耐力；相反地，若長輩手部肌力較弱，可以改用較輕的圓扇來搧風。先以慣用手 PK 玩，再換非慣用手玩。

● 滾球保齡哥

這是滾球結合保齡球的遊戲，將滾球用滾動的方式擊倒寶特瓶，以訓練其目標擲準能力。若長輩使用站姿投擲，亦可訓練到長輩的站姿平衡；行動不方便的長輩也可以用坐姿進行遊戲，當坐姿身體動作往前時，可訓練長輩的坐姿穩定能力。

滾球保齡哥

技法

1 先備妥地板滾球、寶特瓶 10 個，也可以用適合在地板上滾動且有些重量的球。如果自製，可以用雜誌紙或磅數高的紙，揉成紙球進行。

2 將寶特瓶擺放成三角形狀，讓長輩於距離寶特瓶約 2 公尺處投擲滾球。

3 每人可發 2 顆球進行遊戲，擊球完後，計算擊倒的寶特瓶數量。

4 讓長輩們一起比賽，看最後誰擊倒的寶特瓶數量最多即獲勝。

⚠ 注意事項 ⚠

保齡哥可以站姿或坐姿進行遊戲，若站姿進行，要留意長輩站立平衡的穩定度。

★ 進階玩法 ★

可以增加難度，將寶特瓶裝水，增加重量就比較難被擊倒。長輩投擲的力道得加重，才能擊倒寶特瓶。

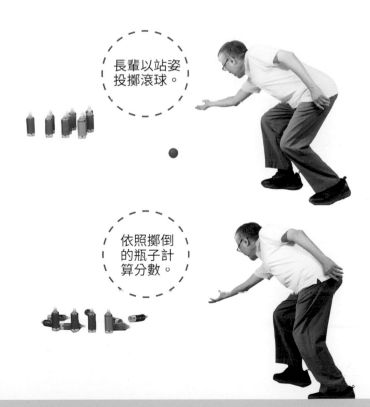

長輩以站姿投擲滾球。

依照擲倒的瓶子計算分數。

● 紅藍滾球大戰

可將長輩分成紅藍兩隊，發下相等數量的滾球，讓紅藍兩隊輪流投擲滾球，目標是將滾球擲進地板上的目標物。帶領者可以利用不同目標物的大小來調整難度，比如使用書面紙、呼拉圈、九宮格、厚紙板等。接下來要介紹幾種有趣的滾球積分賽。

紅藍滾球大戰 ▬▬ 以書面紙、呼拉圈為目標物

技法

以書面紙為目標物

① 讓 2 位長輩站在同樣的起始點。使用紅藍兩色書面紙，藍球投進藍色紙內，紅球投進紅色紙內才算得分。

② 計分前，先取走投錯或未得分的球再計分，計算兩隊進球數，多者獲勝。

以呼拉圈為目標物

① 讓 2 位長輩站在同樣的起始點，讓紅藍兩隊輪流投球，全部投擲完畢。

② 計算兩隊分別投入呼拉圈的球數，多者獲勝。

以書面紙為目標物

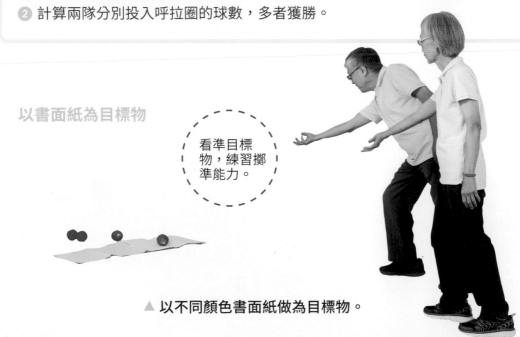

看準目標物，練習擲準能力。

▲ 以不同顏色書面紙做為目標物。

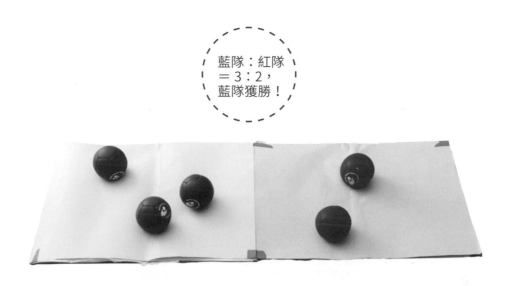

藍隊：紅隊
＝ 3：2，
藍隊獲勝！

▲ 藍球投進藍色紙，紅球投進紅色紙，球數較多獲勝。

以呼拉圈為目標物

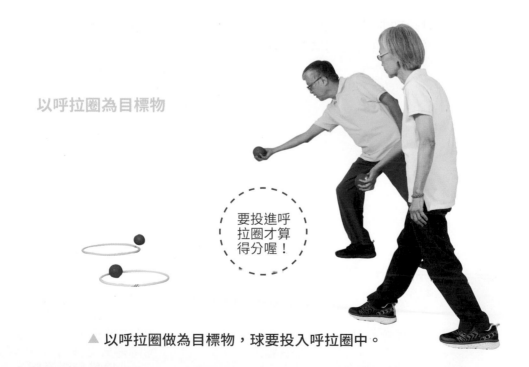

要投進呼
拉圈才算
得分喔！

▲ 以呼拉圈做為目標物，球要投入呼拉圈中。

紅藍滾球大戰 —— 地板九宮格遊戲

技法

1 長輩分成紅藍兩隊，站在同樣的起始點，兩隊輪流投球，再選用以下 **2** ～ **5** 的方式計分。

2 **選用 BINGO 連線計分**：紅藍兩隊先投成一連線、二連線或三連線的隊伍獲勝。

3 **選用完成形狀計分**：投球率先完成指定形狀的隊伍獲勝，比如連成正方形 □（投擲數字 1、2、3、4、6、7、8、9）、╳形（投擲數字 1、3、5、7、9）、菱形◇（投擲數字 2、4、6、8）、＋形（投擲數字 2、4、5、6、8）等。

4 **選用算術計分**：分別將紅藍兩隊投進的數字做累加，相比分數多者獲勝。投擲後，也可讓長輩一起計算進球數，藉此訓練算術能力。

5 **選用距離計分**：這種計分和正式的地板滾球競賽計分方法較為相似，會以「白球」做為投擲目標球，距離白球最近的球為勝利方，比如最靠近白球的是藍球，那藍隊獲勝；計算得分則以另一隊最靠近白球的球距離做為半徑畫圈，比如將輸方的紅球相對白球的距離做為半徑畫一圈，在此圓圈範圍內的藍球皆算得分。

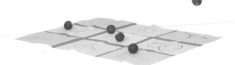

▼ 以地板九宮格紙做為目標物。

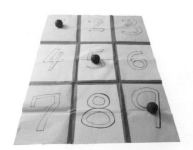

▲ 率先連成一直線者獲勝。

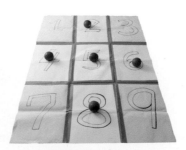

▲ 先完成指定「＋」形狀者獲勝。

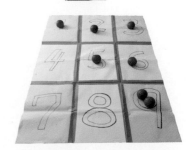

▲ 紅隊得分 1 ＋ 5 ＋ 6 ＝ 12，藍隊得分 2 ＋ 3 ＋ 9 ＝ 14，這局藍隊獲勝。

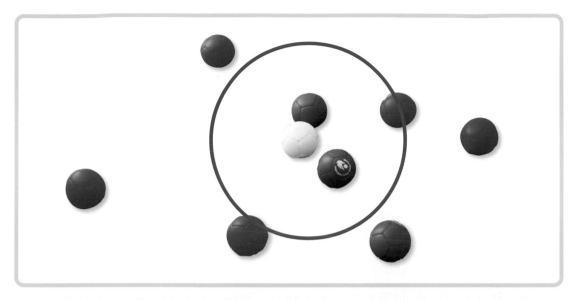

▲ 距離計分：最靠近白球的是藍球，藍隊獲勝；以最靠近白球的紅球距離為半徑畫個圓，在圓內的藍球即得分，如圖例藍隊得 2 分。

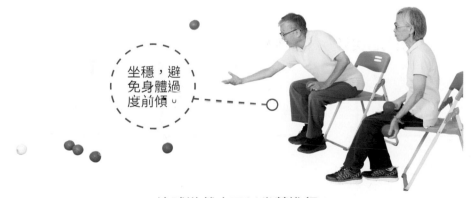

坐穩，避免身體過度前傾。

▲ 滾球遊戲也可以坐著進行！

⚠ 注意事項 ⚠

● 為求遊戲的公平性，可以在地板上畫線，長輩站姿或坐姿不得越線。

● 活動中須注意長輩的身體平衡穩定度，避免重心過度前傾，而造成跌倒的危險。

效益

依據長輩的個別能力採用站姿或坐姿進行滾球活動，因為在投擲的過程中，會發生身體前傾的動作，所以可以訓練到站姿或坐姿穩定度。

●棒球九宮格

長輩們需共同完成帶領者指定的棒球九宮格投擲圖案，思考如何將球體準確地投擲至目標物上，調整力道、方向及姿勢等，可為動作控制能力的訓練。進行活動前，先備妥棒球九宮格道具 1 組和沾黏球 12 顆（市售商品），也可以於白板上畫「九宮格」當作道具，加上吸盤球 12 顆，投擲吸盤球能直接吸附於白板上。

技法

1. 由帶領者決定九宮格的投擲圖案，例如九宮格投擲圖案：（1）連成三條線 BINGO！（2）1～9 滿投。（3）特定圖案：連成正方形□（除了 5 不能投到，1～9 要滿投）；菱形◇（投擲數字 2、4、6、8）；＋形（投擲數字 2、4、5、6、8）；╳形（投擲數字 1、3、5、7、9）等等。
2. 讓長輩投球於目標數字上，共同完成指定的圖案。

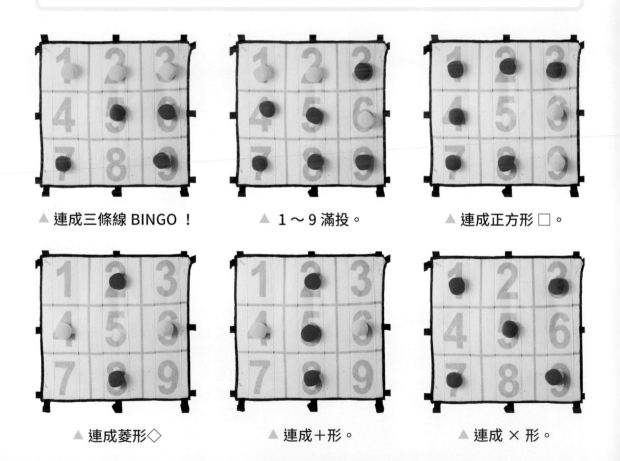

▲ 連成三條線 BINGO！　　　▲ 1～9 滿投。　　　▲ 連成正方形 □。

▲ 連成菱形◇　　　▲ 連成＋形。　　　▲ 連成 ╳ 形。

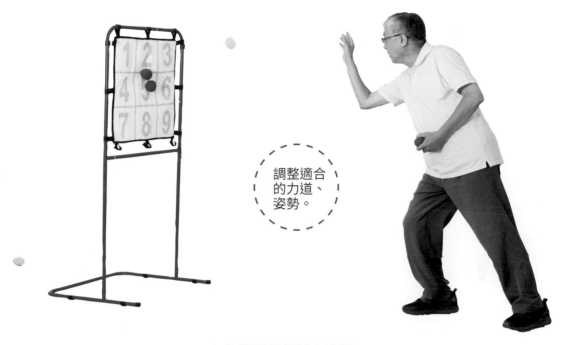

調整適合
的力道、
姿勢。

▲ 長輩投擲棒球九宮格。

⚠️ 注意事項 ⚠️

投球的距離建議 2 ～ 3 公尺，可依照長輩的能力，適度移動九宮格以調整距離。

效益

增加活動參與的趣味性和動機，亦可藉由搭配算術遊戲，增加認知功能的執行功能表現。

★ 進階玩法 ★

由於每位長輩的手臂力道不一，帶領者可自由移動九宮格的位置以調整長輩投擲距離，對於力量較弱的長輩，縮短投擲距離以促進其投擲成就感。另外，若有行動不便的長輩，也能坐著輕鬆參與這個活動。

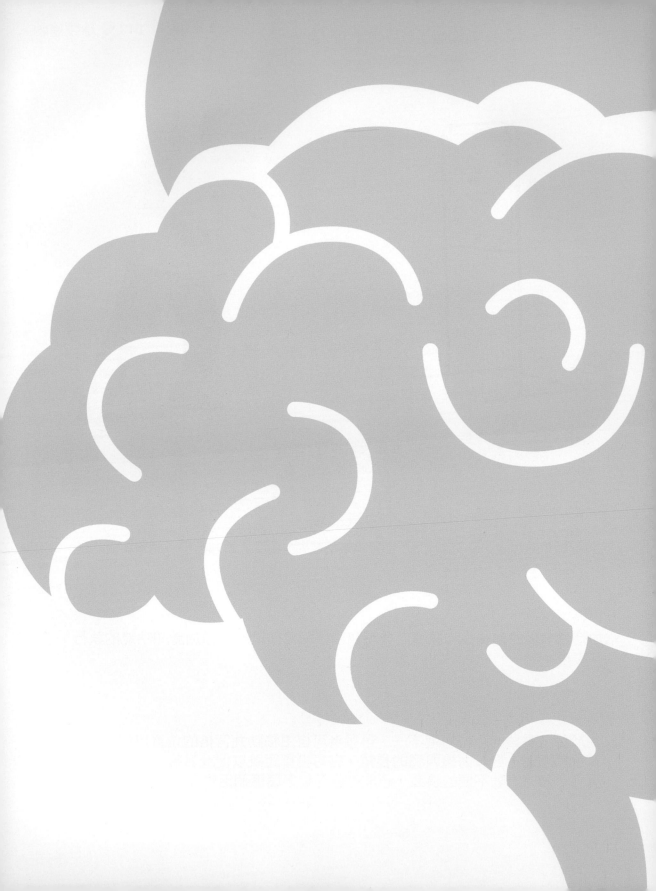

CHAPTER 2

腦適能

腦適能涵蓋了執行功能、訊息處理、注意力、邏輯推理、決策判斷、抽象思考、工作記憶、長短期記憶、視覺空間等認知功能。透過認知刺激活動和雙項任務訓練，讓銀髮族鍛鍊大腦，提升腦本，延緩認知功能退化，促進身體與認知功能的協調表現，預防失智，維持健康好腦力。

這一篇中分享多種很受長輩們喜愛的球類活動、桌遊遊戲，大部分屬於群體遊戲，讓長輩們在實際體驗動動腦遊戲、強化記憶力的同時，能沉浸在活絡的氣氛中，增進朋友之間的感情，遠離憂鬱和失智。

Part 1 觀察力訓練

單元介紹

觀察，是人類探索世界、感知外界的方式之一，對長輩來說，也是與社會互動、增加刺激的重要管道。因此，觀察力的訓練，在長輩預防延緩活動中扮演很重要的角色。在這個單元中，我們示範了兩種不同媒介的觀察力活動：一是以真人版的方式玩大家來找碴，透過示範者身上的服裝、飾品等變化，除了可以訓練觀察力之外，同時還能達到短期記憶的練習。

　　另外，也透過「哆寶」進行桌上遊戲，從散亂的牌卡中找出指定圖案、接龍遊戲等，讓長輩進行搜尋的練習。此外，由於「哆寶」以幾何圖形和數字居多，有些長輩比較難引起共鳴興趣，因此除了「哆寶」外，市面上也有多種不同圖樣、主題的牌卡（例如工具、食物），可依照喜好和需求挑選，增加活動的樂趣，並提高長輩參與的動力！

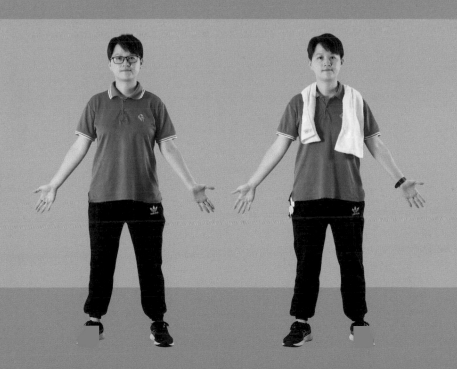

真人版大家來找碴

這個活動的主要目的，在於訓練觀察力。在活動的過程中，長輩需要細微觀察、記憶人身上的物體，同時透過團體活動和有趣的真人版變身遊戲，有助於活絡團體活動氣氛。進行活動前，帶領者先選取幾樣特別的東西穿戴在身上，並備妥1張穩固且可以承重的椅子。

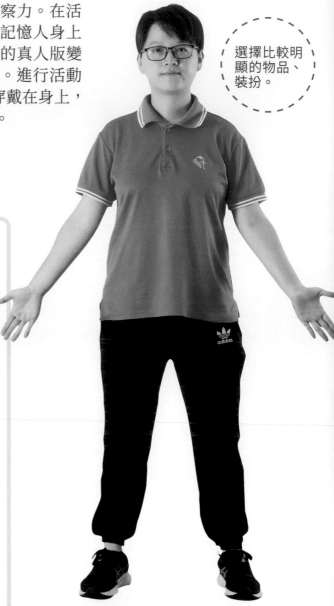

選擇比較明顯的物品、裝扮。

真人版大家來找碴

玩法

1. 帶領者站立於椅子上方，讓長輩仔細觀察帶領者身上的裝扮和配件。

2. 向長輩說明：「待會，我身上會有5個地方和現在不一樣，要仔細觀察，等會猜猜看。」

3. 帶領者到長輩看不到的地方變身，改變身上5個微小的地方，比如：戴手錶、拿掉眼鏡、披毛巾、少扣1顆鈕子、身上加個配件等等。

4. 帶領者再次站在椅子上，讓長輩猜猜看哪裡不一樣。

5. 請「5個不同處」全部都找到的人先舉手，帶領者先引導較不活躍的長輩回答「變化較明顯」的地方，像是明顯的折褲腳，讓長輩有成就感，再漸進引導所有長輩回答出全部5個不同處。

▲ 變身前，讓長輩仔細觀察裝扮和配件。

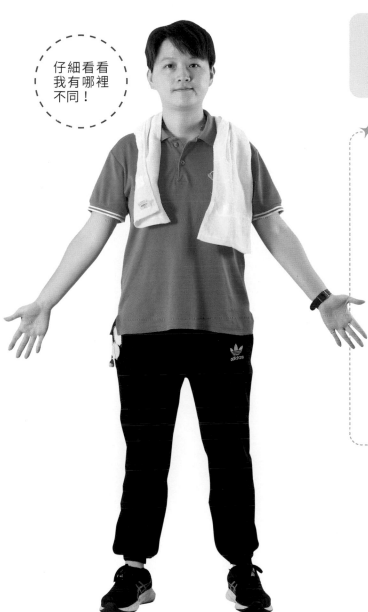

仔細看看我有哪裡不同！

▲ 變身後，讓長輩猜猜哪裡不一樣。

⚠ 注意事項 ⚠

盡可能改變較明顯的地方，增加長輩的參與程度。

✦ 進階玩法 ✦

1. **活動暖身**：可以先使用投影片，選用常見的「大家來找碴」圖片，引導長輩發覺圖片中不一樣的地方，讓他們習慣活動的玩法。

2. 介紹「真人版大家來找碴」進階 2 種玩法：（a）**團體猜**：由帶領者變身，成員搶答。（b）**長輩 2 人 1 組互猜**：先觀察彼此身上的物件，轉身各自做改變，再轉身彼此猜出不一樣的地方。

●哆寶在哪裡

透過觀察牌卡上的樣式訓練觀察力，加入速度競賽，可以增加手眼協調，以及反應力練習。進行遊戲前，市面上販售多種類型的哆寶，可依需求各自採購。

哆寶在哪裡

玩法

① 將所有牌卡散放置在桌子上，讓長輩先觀察有哪些圖卡。

② 長輩尋找帶領者所描述的圖案，例如：三角形、圓形等等，可循序漸進加入更多指令，比如：紫色的三角形、黃色的數字 1 等等。

③ 先找齊所有牌卡的人可得分，或找到越多牌卡的人得分。

④ 可依現場狀況調整進行時間，遊戲結束後，得分多的人獲勝。

⚠ 注意事項 ⚠

建議先從單一指令（例如數字 1）開始讓長輩進入活動，視長輩情況慢慢加入雙重、多重條件（例如紅色數字 1），以避免挫折感。

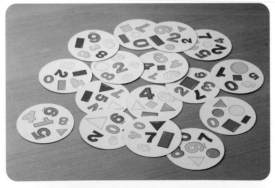

▲ 將牌卡散放在桌面上，解說圖案，讓長輩達成共識。

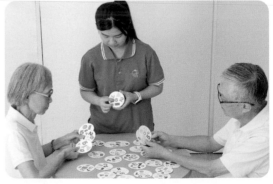

▲ 找出數字 5，找出越多張的人獲勝。

◆ 進階玩法 ◆

1. 可以增加困難度，欲尋找的牌卡需同時滿足兩種圖案，來腦力激盪和多樣訓練。

2. 坊間還有另一種款式的哆寶，牌卡圖案比較生活化，像是電視機、雞腿、胡蘿蔔、衣服等等，比較能引起長輩的共鳴。同時進行遊戲時，也可以針對物品討論，增加長輩的思考能力！下面介紹其中幾張牌卡：

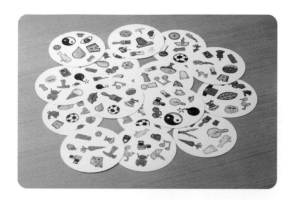

◀ 牌卡的圖案多元且生活化，可以先和長輩討論，以增加印象。

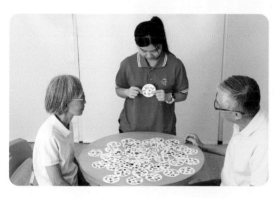

◀ 帶領者指定想要的圖案。

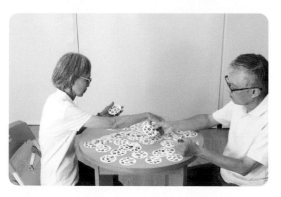

◀ 長輩要在短時間內，找到最多張牌卡。

●哆寶觀察力接龍

透過觀察牌卡上的樣式訓練觀察力，加入指定圖案、接龍的進行方式，可以增加認知訓練，以及反應力練習。進行遊戲前，市面上販售多種類型的哆寶，可依需求各自採購。

哆寶觀察力接龍

玩法

① 每位長輩先隨機拿取 5 張牌，其餘的疊成一疊，蓋在桌子中央。第 1 位長輩翻開桌面第 1 張牌後，看自己手上的牌卡中，如果有其中一個圖案與桌上的牌卡相同，便可出牌。

② 下一位長輩則須依第 2 張牌卡的圖案，再尋找手中是否有相同圖案的牌卡。如果手上的牌卡沒有相同圖案可以出時，就要再抽 1 張中央的牌卡，並在下一輪才可出牌，依此類推，最先出完手上牌卡的長輩獲勝。

③ 活動開始時，每人隨機拿取的牌卡數量，可依長輩人數調整。

⚠ 注意事項 ⚠

● 活動開始前，先確認長輩對於圖案、顏色的認知是否一致，避免活動中產生衝突。

● 如果長輩的認知功能較弱，一開始可先以少量的牌卡進行遊戲，循序增加。

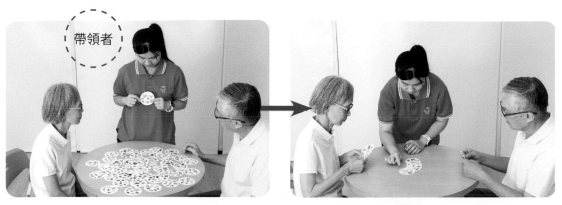

▲ 介紹牌卡上的圖案。

▲ 先講解規則，只能找上一張相同圖案的牌卡。

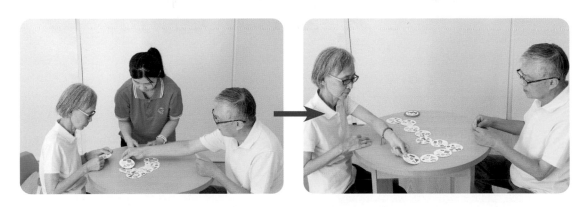

▲ 找到相同的圖案進行接龍。

▲ 如果手上沒有牌可以出，則需從牌堆裡再抽出 1 張。先出完手上所有牌卡的人獲勝。

╋ 進階玩法 ╋

增加前一張相同的圖案不可再繼續接龍的規定，增加挑戰難度。

Part2 數字遊戲

單元介紹

在日常生活中，數字與我們息息相關，例如看日曆、時鐘、購物、搭公車、銀行存款等等，但隨著年紀增長，慢慢地減少這些日常工作，以致於生疏或是漸漸遺忘，也常會覺得自己用不到就不需要記得，導致退化得更快速！如果只是以坊間的數字運算本做練習，略顯無趣且大多數長輩會抗拒，認為自己不是小朋友，不需要做這件事，因此，這個單元中羅列了幾種有趣的數字遊戲，希望能在樂趣中增加對數字的認知，進而維持這些功能！

這個單元提供了 10 種數字遊戲，可依據長輩認知狀況挑選適合的題目。另外，部分活動還加入顏色的題材，讓乏味的數字運算變得更有趣。

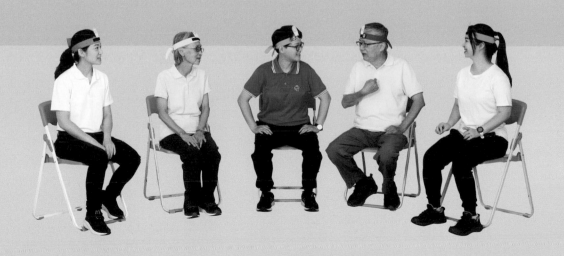

數字順序背誦

數字順序背誦、逆序背誦在認知測驗中，常被用來考驗工作記憶表現。工作記憶是日常中我們很需要用到的能力，比如需暫時背誦別人的電話號碼、了解事情的操作步驟並執行它。如果工作記憶能力不好，會出現事情做到一半就忘了的狀況。進行遊戲前，先備妥筆、小白板和小板擦。

數字順序背誦 —— 順著背、倒著背

玩法

順著背

1 帶領者說一段數字讓長輩記下來，不可以邊說邊寫，要等帶領者說完才能拿筆寫下來。

2 由簡單的 3 個數字開始做順序背誦練習，比如帶領者說「2、5、8」。

3 說完後，長輩在小白板上寫下「2、5、8」。

倒著背

1 帶領者說一段數字讓長輩記下來，不可以邊說邊寫，要等帶領者說完才能拿筆寫下來。

2 由簡單的 3 個數字開始順序背誦練習，比如帶領者說「9、2、7」。

3 長輩寫的時候，腦子裡將數字轉換，倒著寫出「7、2、9」。

⚠ 注意事項 ⚠

● 不可以邊說邊寫，要等帶領者說完才能拿筆寫下來喔！

● 數字倒著背誦比較困難，所以漸增的數字量大約到 5 個就相當困難了！倒著背數字，要留意長輩的小動作：直接在小白板上，從後面順著寫數字的情況（例如 853 要倒著寫 358，但有些長輩直接由右而左，以 853 的順序寫，寫出來還是 358）。

✦ 進階玩法 ✦

1. 將記憶背誦的廣度漸增至 4 個、5 個，甚至 8 個、10 個，挑戰長輩最多可以背誦幾個數字。

2. 可以嘗試外加的算術挑戰。當長輩將數字背誦寫下來後，可以增加算術挑戰，讓長輩將所寫下的數字相加，看看加總答案是否正確。

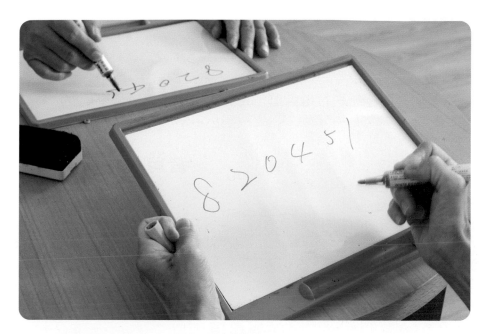

▲ 長輩在小白板上，寫下聽到的數字「8、2、0、4、5、1」。

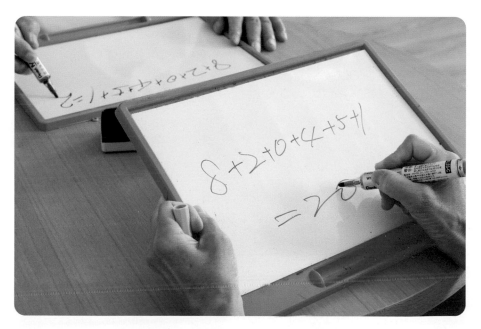

▲ 算算看，把所寫到的數字加總起來。

● 終極密碼

終極密碼猜數字遊戲是為了訓練長輩的邏輯思考能力、專注力，在猜數字的過程中，能否清楚記錄下曾經出現過的數字，依照線索，是否能確實判斷接下來要猜的數字區間在哪裡。進行遊戲前，先備妥筆、小白板和小板擦。

終極密碼

玩法

① 讓長輩在小白板的中間畫上一條直線，左邊寫小、右邊寫大。
② 帶領者在自己的小白板上出一個 1 ～ 10 的數字，比如「8」，讓長輩進行猜數字遊戲，若長輩猜「5」時，可以「大」或「小」引導至正確的數字。

⚠ 注意事項 ⚠

可依長輩人數和認知狀況，進行數字區間的調整。

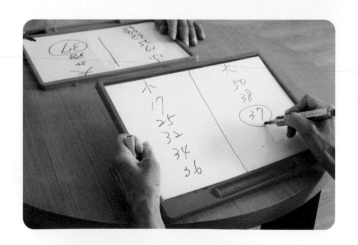

◀ 讓長輩輪流猜1～100的數字，依照所聽到的數字答案記錄下來「大」或「小」，最後猜到數字為「37」。

✦ 進階玩法 ✦

可將數字區間增加至 1 ～ 100、1 ～ 500，甚至是 1 ～ 1000 進行猜數字遊戲，當數字範圍擴大時，難度也會增加。

圖案數數

將不同圖案散落在紙上，進行清點算數，同時考驗長輩觀察力和專注力。進行遊戲前，可以先說明會出現的圖案，讓長輩先知道有哪些圖案，避免太多圖案造成長輩答題困難，降低操作意願。

圖案數數 教案
https://reurl.cc/77p7ny

玩法

1 數好右邊範例圖中各種圖案的數量。

2 讓長輩將數量寫下來，可以同時練習寫字和對數字的認知。

⚠ **注意事項** ⚠

可以視長輩狀況，進行數量調整。

範例

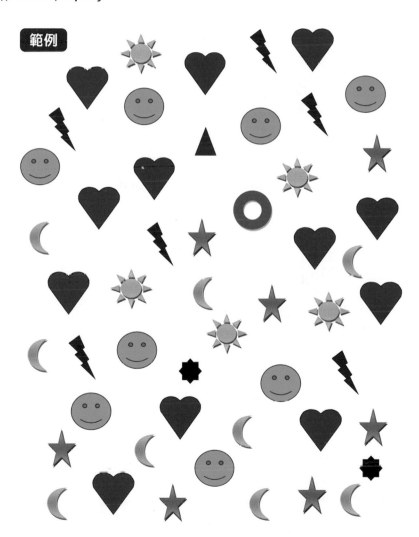

● 土狼在笑你

類似 p.170「終極密碼」的玩法，在不知道自己頭上數字的情況下進行猜測，並依其他學員給予的提示接續判斷，爭取在最少提示下找到答案。除了考驗學員描述、組織詞語的能力，也可同時訓練表達能力和活用語言區。進行遊戲前，先備妥「土狼在笑你」桌遊。

土狼在笑你

玩法

1. 每位成員發 1 條頭帶，戴在頭上，將所有羽毛卡正面朝下洗勻，每個人拿 1 張。本人不看羽毛卡，將所分發的羽毛卡正面朝外，插在自己頭帶，剩下的羽毛牌卡堆正面朝下，放在桌上。

2. 任選一位學員開始猜自己頭上的數字是多少，並告知旁邊的人，下一位學員則需給予提示，例如：再高一點、太多了、要再小一點等等。

3. 此時該位學員先不繼續猜數字，由下一位學員依上述方式猜自己頭上的數字。

4. 當所有人都猜過一輪後回到第 1 位學員，依上一輪的提示，再次判斷並猜數字，給予最少次提示的學員獲勝。

⚠ 注意事項 ⚠

羽毛卡數字如果顏色不清楚或太小，可以事先加工或調整長輩間座位距離，以利活動進行，避免活動過程中引發爭議。

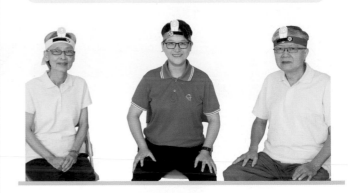

▲ 猜猜看頭上的數字是幾號。

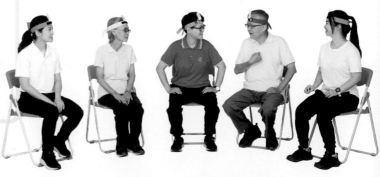

▲ 人數變多，增加遊戲樂趣。

數獨動動腦

數獨遊戲需要思考數字排列順序，以免數字重複，藉此來鍛鍊長輩的邏輯思考能力。進行遊戲前，先備妥小白板、自製可以重複利用的數獨題目紙、數字磁鐵。

數獨動動腦 ── 3×3 數獨、4×4 數獨、6×6 數獨

玩法

3×3 數獨

1 同一行（列）會出現 1、2、3 三個數字。
2 將數字 1～3 填在格子內，讓每一行（列）都有數字 1～3。
3 提醒長輩從數字題目多的那行（列）先開始排數字，要小心同一行（列）數字不能重複。

4×4 數獨

1 同一行（列）會出現 1、2、3、4 四個數字。
2 將數字 1～4 填在格子內，讓每一行（列）都有數字 1～4。
3 提醒長輩從數字題目多的那行（列）先開始排數字，要小心同一行（列）數字不能重複。
4 在粗線框的數字也不能重複，詳見 p.174、p.175 的題目。

6×6 數獨

1 同一行（列）會出現 1、2、3、4、5、6 六個數字。
2 將數字 1～6 填在格子內，讓每一行（列）都有數字 1～6。
3 提醒長輩從數字題目多的那行（列）先開始排數字，要小心同一行（列）數字不能重複。
4 在粗線框的數字也不能重複，詳見 p.175 的題目。

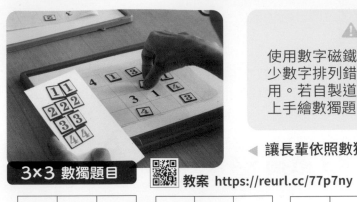

3×3 數獨題目

⚠️ **注意事項** ⚠️

使用數字磁鐵進行數獨的好處，是可以減少數字排列錯誤的塗改修正，且可重複使用。若自製道具比較困難，可以在小白板上手繪數獨題目，讓長輩直接作答。

◀ 讓長輩依照數獨題目，貼上正確的數字磁鐵。

教案 https://reurl.cc/77p7ny

1		
		2
	3	

3		
	2	
		1

2	1	3
		1

2		
		3
		1

1		
	1	
		1

		3
	1	
2		

3		
		2
	1	

	3	2
3		

4×4 數獨題目 -1

教案 https://reurl.cc/77p7ny

		1	
	4		3
			2
3			

	2		3
		4	1

2			
		1	
1	3		

		2	3
	2		
		4	

3			4
	3		
			2
4			

1			
	2		
	4		
			3

2	1		
		2	4

		2	
			4
2	3		
	4		

4×4 數獨題目 -2

教案
https://reurl.cc/77p7ny

	3		
		4	
	4		
		2	

3	2		
	3		
		4	

			2
3		4	
4			

1			
		4	
			3
	3		1

			2
4			
		4	
1			

4			2
	3	1	

4			1
	1		
		3	
			2

		4	3
1			
			4

6×6 數獨題目

教案
https://reurl.cc/77p7ny

	5	2		1	
1	3				
	1	5			
			1	3	
			6	1	
	2		5	4	

1	6				
		5			6
3	4				
				3	2
6				4	
				2	1

3×3 數獨答案

1	2	3
3	1	2
2	3	1

3	1	2
1	2	3
2	3	1

3	2	1
2	1	3
1	3	2

2	1	3
1	3	2
3	2	1

1	2	3
3	1	2
2	3	1

1	2	3
3	1	2
2	3	1

3	2	1
1	3	2
2	1	3

2	1	3
1	3	2
3	2	1

4×4 數獨答案 -1

2	3	1	4
1	4	2	3
4	1	3	2
3	2	4	1

4	2	1	3
3	1	2	4
1	4	3	2
2	3	4	1

2	1	4	3
3	4	1	2
4	2	3	1
1	3	2	4

2	3	1	4
1	4	2	3
4	2	3	1
3	1	4	2

3	1	2	4
2	4	3	1
1	3	4	2
4	2	1	3

1	2	3	4
4	3	2	1
3	1	4	2
2	4	1	3

2	1	4	3
3	4	1	2
1	3	2	4
4	2	3	1

4	1	2	3
3	2	1	4
2	3	4	1
1	4	3	2

4×4 數獨答案 -2

4	3	1	2
1	2	4	3
2	4	3	1
3	1	2	4

1	4	3	2
3	2	1	4
4	3	2	1
2	1	4	3

1	4	3	2
3	2	4	1
2	3	1	4
4	1	2	3

1	4	3	2
2	3	4	1
4	1	2	3
3	2	1	4

3	1	4	2
4	2	3	1
2	3	1	4
1	4	2	3

4	1	3	2
3	2	4	1
2	3	1	4
1	4	2	3

4	3	2	1
2	1	4	3
1	2	3	4
3	4	1	2

2	4	1	3
1	3	4	2
3	1	2	4
4	2	3	1

6×6 數獨答案

4	5	2	3	1	6
1	3	6	4	5	2
3	1	5	6	2	4
2	6	4	1	3	5
5	4	3	2	6	1
6	2	1	5	4	3

1	6	3	2	5	4
2	5	4	3	1	6
3	4	2	1	6	5
5	1	6	4	3	2
6	2	1	5	4	3
4	3	5	6	2	1

★ 進階玩法 ★

數獨遊戲 level up，難度漸增 3×3、4×4、6×6 的數獨題目，在挑選數獨題目時，數字提示愈多的話就愈簡單。

● 心中的彩虹

對大多數人來說，單位數的算術並不是一件困難的事，然而對長輩們而言，因為會使用到抽象思考的練習，就變得不容易了。透過完成算術題找到相對應顏色後著色，讓原本枯燥的加減乘除多一點樂趣。進行遊戲前，先備妥彩色筆或其他可著色的文具。

心中的彩虹

玩法

① 先寫好算數題答案。
② 依答案，找到相對應數字的顏色。
③ 找到顏色，完成 p.179「心中的彩虹著色圖」。

算數題

$$2 + 5 = \qquad 8 - 3 = \qquad 10 - 6 =$$

$$8 - 7 = \qquad 11 - 8 = \qquad 15 - 7 =$$

$$6 - 4 = \qquad 9 - 3 = \qquad 20 - 11 =$$

1 → 紅色 2 → 橘色 3 → 黃色 4 → 綠色 5 → 淡藍色

6 → 深藍色 7 → 紫色 8 → 黃色 9 → 白色

心中的彩虹著色圖　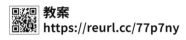教案
https://reurl.cc/77p7ny

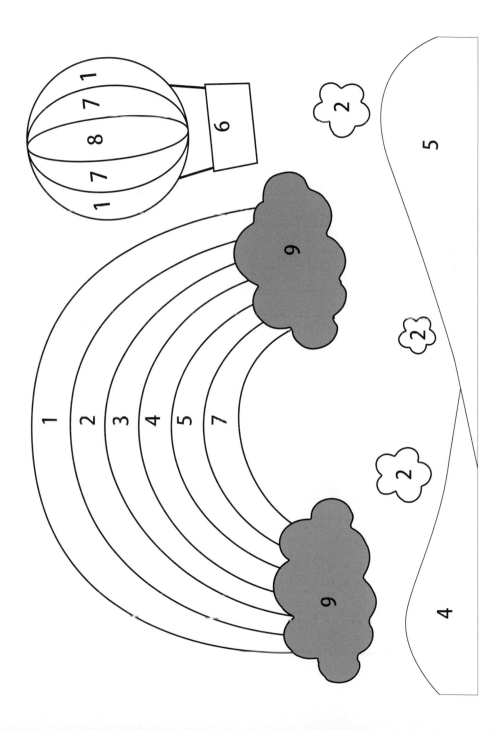

數字填填樂

以填空和數學題蛇的方式進行四則運算，需同時滿足每一條題蛇的答案。除了算術練習外，亦達到雙向、多重思考訓練。進行遊戲前，先備妥筆和紙。

數字填填樂

玩法

依據提示完成算術題，每一空格需同時滿足不同題目的答案。

小試身手題

2	+		=	4
				×
10	-		=	4
÷		+		=
		4		
=		=		
5	+	10	=	

36	-		=	15		7
				+		×
10	-		=	8		8
×				+	=	=
18	+	10	=		35	
=		×		=		
			36	÷	6	=	
	=			+		×
	30	-		=	13	10
				=		=
40	-	25	=			60

數學金字塔

簡易的四則運算，以金字塔的方式呈現，讓算式不那麼枯燥乏味，提升長輩的練習意願。小小提示，可以加法的邏輯思考喔！比如長輩的認知功能尚可，可以多多挑戰難度升級題！

數學金字塔 —— 小試身手加法題、難度升級題

玩法

小試身手加法題

每一個數字都是由兩個數字計算而成，請依據提示完成算術題。

難度升級題

每一個數字都是由兩個數字計算而成，請依據提示完成算術題。

小試身手題

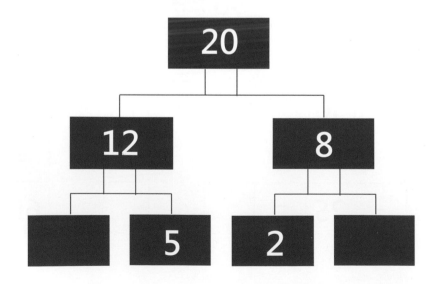

難度升級題

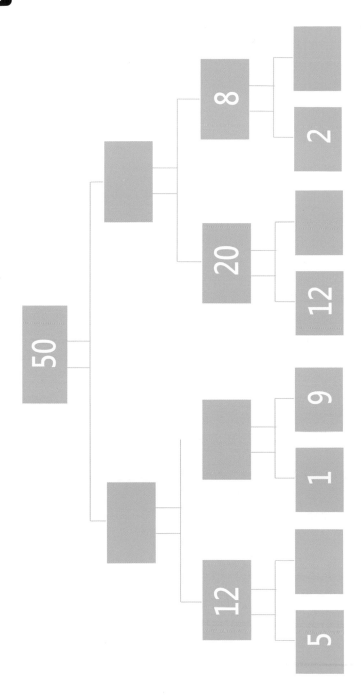

快樂採購趣

藉由實際購物會使用的情境模擬，進行數錢的精細動作與數學運算，並依據個人所獲得的採購指令執行購物，以觀察長輩是否能執行正確的購物行為，包括購買指定商品與找回正確的金額。

快樂採購趣

玩法

1. 備妥以下道具：

   1. 每人一袋零錢，包括 50 元、10 元、5 元和 1 元的銅板，分別有兩種金額，如 632 元或 583 元，兩種不同的金額能避免數錢時，長輩依據旁人的金額數回答。
   2. 準備每人不同的購物認知指令單張，每張單張上安排至少 5 種類型的需採購物，如「請購買 1 顆花椰菜、2 瓶汽水、2 枝筆、1 條毛巾和 1 斤豬肉」。
   3. 購物商店的認知紙張，如「汽水 1 瓶 30 元」、「筆 1 枝 20 元」等。

2. 發給每位長輩一袋零錢，讓長輩各自數錢，確認自己手上有多少錢。（帶領者提醒每人拿到的金額不同，要仔細算自己的錢，可以運用同類型的錢幣 10 個疊放一起的策略，以方便計算金額數，比如 10 個 5 元放一堆，就是 50 元。）

3. 帶領者展示生活用品圖卡，讓長輩依現實生活物價估算，公布答案後，金額靠近者可獲得優先採購權。依金額付費，並算出帶領者需找多少錢。

4. 如果因剩餘金額不足，或者無意願採購，則可由第二位接近的學員決定是否採購。

★ 進階玩法 ★

1. 製作簡易購物指令發給每位長輩，例如：需採購洗衣精 1 袋、豬肉 1 斤、牛奶 1 瓶等等。
2. 讓長輩依照購物指令內容，去模擬的購物商店購買蔬菜、水果或生活用品。
3. 買回商品後，讓長輩計算總共花費的金額，以及原有的錢扣除花費，剩下的金額。
4. 讓長輩將上項計算金額結果寫在認知指令上，並將它朗讀出來，和其他長輩分享自己買的商品。
5. 藉由調整事前安排購物金額的多寡，以及購物商品的數量，來決定購物消費行為的數學運算難度。

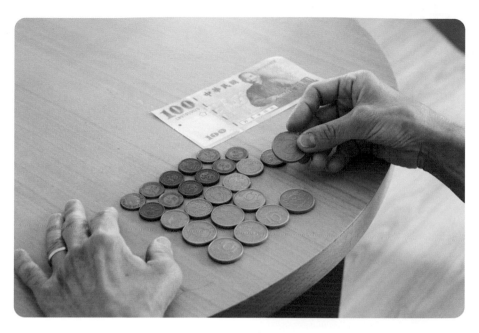

▲ 數錢堆疊整理。

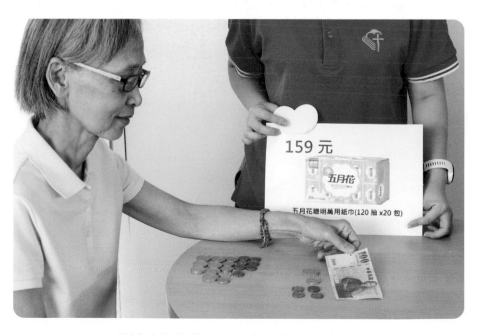

▲ 依據金額付費,並需告知應找回多少錢。

串串數字樂

這個遊戲的玩法類似接龍，需依照數字順序擺放方塊，考驗長輩的觀察力。因為需同時滿足上下左右有接觸面都要依序擺放，也能加強思考能力。進行遊戲前，先備妥串串數字樂桌遊。

串串數字樂

玩法

1. 將遊戲板放在桌子中間，每位長輩拿 1 個支架，抽出 8 張數字方塊後放於支架上。
2. 每位長輩從數字袋裡抽出 1 個數字方塊，數字最大的先開始出牌。所有人將此牌再放入袋中。
3. 需先將遊戲板中間標記 4、5、6 或 7 的位置放滿，再向其上下左右接續擺放新的方塊。
4. 如果手上無法進行接龍，要再從袋中抽出 1 個方塊。
5. 當進行完一回合時，每位長輩再從袋中抽出 1 個方塊，直至袋中沒有方塊，最先將方塊出完的人獲勝。

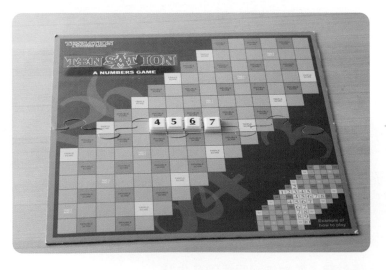

◀ 先將兩塊板子拼成為一個大的正方形，並將中間數字 4、5、6、7 的地方放上方塊。

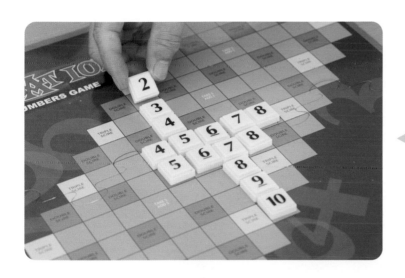

▲ 長輩們依接龍方式擺上方塊後再抽 1 個方塊,維持排架上有 8 個方塊。

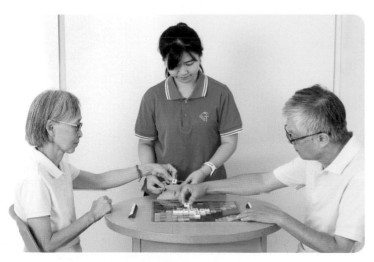

▲ 如果排架上的方塊無法出牌,要再抽 1 個方塊,下一回合才可出牌。當袋中沒有方塊後,最先將自己的方塊出完的人獲勝。

Part3 撲克王

單元介紹

具有數字、顏色和花色等特性的撲克牌可以靈活運用，簡單1副撲克牌，就能有多種變化玩法，加上取得方便，是很適合用來訓練認知、注意力的教材。這個單元中，我想分享6種撲克牌遊戲給大家參考。包含邏輯思考、專注力、記憶力、算術等認知訓練，透過有趣的活動，提升長輩參與的動機，藉此讓大腦和肢體動一動，才能達到延緩長輩退化的目的！另外，因為市面上撲克牌尺寸比較小，購買時，建議特別挑選大張的（建議尺寸16.5×10公分以上），以利長輩方便觀看，順利進行各個遊戲喔！

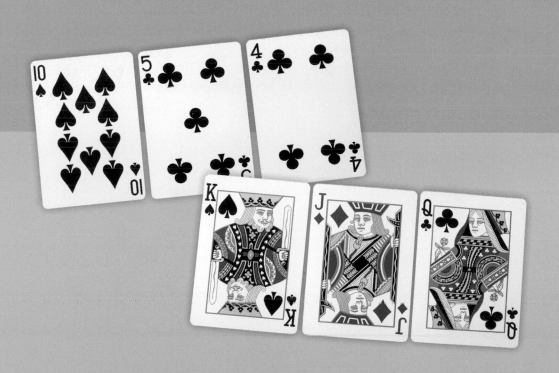

排七

排七,或稱接龍。可以在活動中訓練數字順序、觀察花色,甚至可以訓練預測思考的能力。以手上的牌思考如何出牌,能讓自己蓋最少牌,讓其他人蓋最多牌即獲得勝利。進行遊戲前,先備妥 1 副大型撲克牌 (建議尺寸 16.5×10 公分以上)。

排七

玩法

① 持♠7 的人先出牌,之後長輩輪流出牌。

② 出牌方式必須接續同花色且依照數字順序 (往上由 8 至 K,往下由 6 至 A),或者發出其他花色的 7,直到所有人用完手上的牌為止。例如:第 1 位長輩出♠7,下一位長輩必須發出♠6 或♠8,也可另闢一排發出♥7、♦7 或♣7。

③ 當沒辦法出牌時,該長輩必須從手上覆蓋一張牌略過這次出牌機會,這張牌到遊戲結束前,都不能翻開。

④ 遊戲結束時,以蓋牌張數最多的人為最輸,或是計算蓋牌的所有點數,A 為 1 點,2 為 2 點,以此類推 K 為 13 點,點數最多的人最輸。

⚠ 注意事項 ⚠

這個遊戲在坊間有幾種不同的規則,這裡僅列出其中一種,實際進行時,可依長輩們的共識調整。

拿到♠7 的人先出牌。 ▶

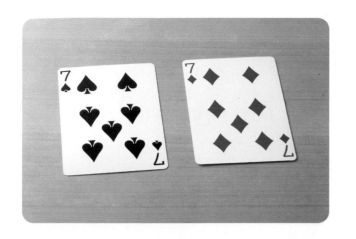

◀ 接著出牌的人可以出其他 7，或是接 ♠ 7 的上下 2 張。

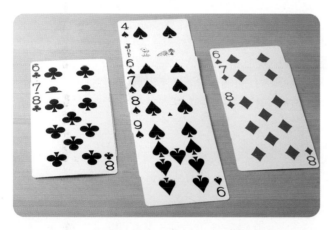

◀ 接著以接龍的方式連續出牌。

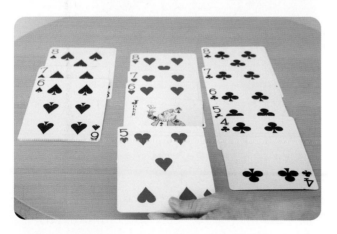

◀ 也可以變化遊戲的玩法，加入鬼牌當作任意牌使用。

九九

「九九」撲克牌遊戲有助於提升數字加減運算、記憶能力訓練。同時，長輩需記憶特殊牌所代表的意義並且靈活運用，使得數字累加不得超過極限值「99」。在過程中，也需應用決策判斷要不要先保留「特殊牌」，晚點再出牌。進行遊戲前，先備妥1副大型撲克牌（建議尺寸16.5×10公分以上）。

九九

玩法

① 每位長輩發予5張撲克牌。

② 每人輪流出牌，將牌面數字做「加法」運算，當數字加到「99」時即不能再出牌，得使用特殊牌繼續遊戲。另外，一開始不能出99。

③ 特殊牌意義說明（參照下面照片）：
- 4：迴轉，轉方向換上一位出牌，比如順時針改為逆時針出牌。
- 5：指定某人出牌，並從該位被指定者的順序繼續往下出牌。
- 10：加數字10，或者減數字10。
- J：PASS，暫停1次，由下一位出牌。
- Q：加數字20，或者減數字20
- K：代表「99」。

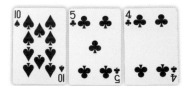

4 ＝迴轉
5 ＝指定某人出牌
10 ＝加數字10或減10

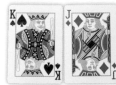

J ＝ PASS
Q ＝加數字20或減20
K ＝ 99

④ 長輩每出1張牌，就要抽1張牌，因此每人手中都固定維持5張牌。

⑤ 數字加法最多加到「99」為飽和，不能超過99。

⑥ 當某一位長輩不論出哪張牌後都會超過99時，那這位長輩就輸了。其他人維持目前的數值繼續進行遊戲，直到剩下最後一位長輩為止，表示獲勝。

⚠ 注意事項 ⚠

特殊牌意義說明可視情況增加或調整,如果長輩認知狀況或記憶力退化較明顯,也可以減少特殊牌,避免長輩感到挫折或在遊戲中產生衝突。

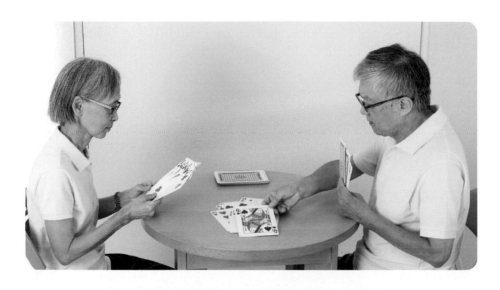

▲ 輪流出牌進行加減,總和最高到 99,當無論出
什麼牌都會超過 99 時就輸了。

✦ 進階玩法 ✦

利用調整特殊牌的多寡,來調整遊戲的難易度。當特殊牌愈多,參與的長輩也必須記憶眾多牌所代表的指令,所以難度就提升囉!

●「梭哈」的決策

當長輩已經知道帶領者的牌時，再進行抽牌比大小，長輩會自行猜測獲勝的機率，再決定押注金額，比如帶領者抽出的牌是「3」，那麼長輩將有較高的機率抽到比「3」大的牌，因此適當地判斷會押注較大的金額。若帶領者的牌是「7」，就只有約 50%的機率能抽出比較大的牌，這時適當地判斷，應該會押注較少（保守）的金額。藉由比大小的梭哈遊戲，訓練長輩的決策判斷能力，且在每一局結束時，長輩需自行進行數字運算，以小節所獲籌碼金額，所以有助於運算能力的練習。

「梭哈」的決策

玩法

① 先備妥 1 副大型撲克牌（建議尺寸 16.5×10 公分以上），以及每個人 1 組小白板、白板筆，共用板擦數個。

② 讓長輩將白板畫成兩欄，一欄註記為「大」，另一欄為「小」，白板右上角寫「1000 元」，當作每人玩梭哈的籌碼。

③ 將撲克牌散放於桌上，由帶領者先抽出 1 張牌，並且亮牌給長輩們看。

④ 讓長輩押注，猜猜看自己將抽的牌會比較大或小，像是押注 500 元比大，就在「大」那欄寫上 500 元。

⑤ 讓長輩各自抽牌，若贏了就能得到押注的錢，在籌碼欄上加錢；若輸了就要扣掉押注的錢，在籌碼欄上減錢。比如押注 500 元，贏了就加上 500 元。

⑥ 依這個規則玩數回合後，統計每個人的籌碼金額，金額最多的人獲勝。

⚠ 注意事項 ⚠

部分長輩會認為這個遊戲是賭博，進行前，可先概略說明遊戲的用意，且無賭博性質，避免造成誤會。

在白板中間畫線，區分大小兩 ▶ 邊，在右上角寫上一開始的始籌碼，可依照長輩狀況調整。

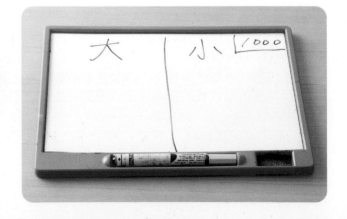

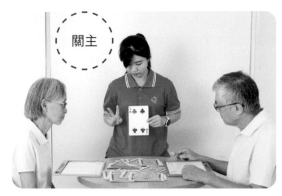

▲ 當抽牌者抽出第一張牌時,長輩
需決定自己下一次抽的牌是比較
大或小。

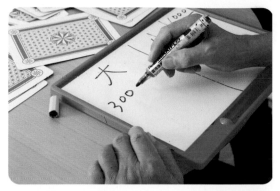

▲ 決定後先在白板上寫下自己要押的籌碼
數目,例如圖片中長輩認為自己會比
關主抽的牌更大,且願意花 300 元的
籌碼下注,所以在「大」的那邊寫下
300。

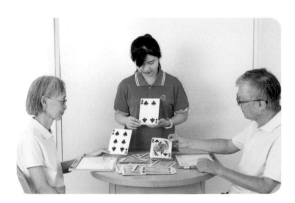

▲ 如圖中長輩們翻的牌都比 4 大,所
以剛剛下注比較大的人,就贏得下
注的籌碼。

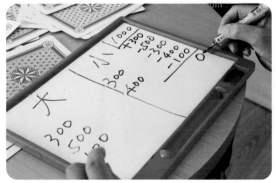

▲ 依這個規則玩數回合,統計每個人
的籌碼金額,金額最多的人獲勝,
或者有人籌碼輸光時遊戲結束。

✦ **進階玩法** ✦

1. 變化長輩擁有籌碼的多寡,籌碼愈多,數字運算比較困難,例如 3 位數的加減
法,難於 2 位數的加減法。

2. 帶領者(關主)藉由鼓勵長輩金額押注的多寡,可以活絡遊戲氣氛。

● 專注拍桌

長輩專注拍桌（撲克牌心臟病遊戲）的活動過程需維持高度專注力，眼觀牌面數字，耳聽所說數字，當聽到與看到的數字相同時，需快速地反應（拍打桌子），藉此訓練專注力、反應速度。進行遊戲前，先備妥 1 副大型撲克牌（建議尺寸 16.5×10 公分以上）。

專注拍桌

玩法

① 由帶領者手持一疊撲克牌一邊翻牌、一邊喊數字，由「1、2、3……12、13」。

② 需特別向長輩說明「A」代表「1」，「J」代表「11」，「Q」代表「12」，「K」代表「13」。

③ 當口喊的數字和翻出的牌面數字相同時，長輩要以最快的速度拍打桌子。如：口喊「12」，翻牌也正巧翻到「Q」時，就要拍桌子。

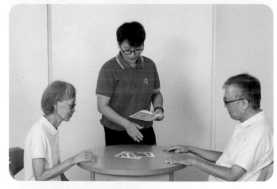

▲ 長輩專心聽聲音和看撲克牌的數字。

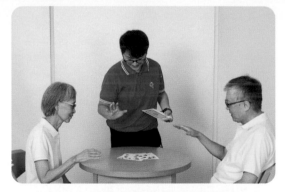

▲ 當聽到的數字和撲克牌相同時要拍桌。

⚠ 注意事項 ⚠

建議在遊戲開始前，先確認帶領者的音量大小是否恰當。

✦ 進階玩法 ✦

一般坊間流傳的「心臟病」遊戲，是由每位參與者快速發牌，當喊到的數字和牌相同時，再快速拍打牌面。但因為每位長輩翻牌的速度不一，若採用原遊戲方法，就無法適當訓練反應速度，所以改成由帶領者統一發牌進行。

● 記牌考驗

與 p.248「圖卡配對樂」的玩法相同,只是採用不同的撲克牌道具。目的是考驗長輩在短時間內記憶牌的能力,同時也需要記憶相同牌組所在的位置,有助於訓練長輩的短期記憶力、空間工作記憶能力。進行遊戲前,先備妥 1 副大型撲克牌 (建議尺寸 16.5×10 公分以上)。

記牌考驗

玩法

① 準備同數字的撲克牌數組,如「2 - 2」、「3 - 3」、「5 - 5」、「9 - 9」等,整齊排列至桌上。

② 讓長輩記憶同組的撲克牌位置,約 3 ～ 5 分鐘後,再將牌蓋起來。

③ 長輩翻出同組的撲克牌,如翻出梅花 2,接著翻出紅心 2 的牌。

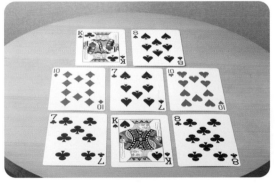

▲ 先將撲克牌的位置記起來。

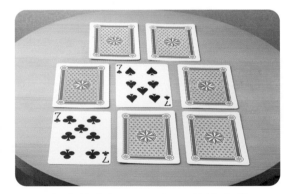

▲ 翻出數字相同 (1 組) 的撲克牌。

⚠ 注意事項 ⚠

是否要加入花色限制,建議在活動開始前先說明清楚。

✦ 進階玩法 ✦

數字計算的配對變化,挑選 2 張牌加起來等於 10 做為 1 組,如「數字 2 - 數字 8」、「數字 3 - 數字 7」,讓長輩記憶加起來等於 10 的牌組,因為需記憶的數字不同,所以難度較高。

● 記憶翻牌

與 p.248「圖卡配對樂」的玩法相同，只是採用不同的撲克牌道具。目的是考驗長輩在短時間內記憶牌的能力，同時也需要記憶相同牌組所在的位置，有助於訓練長輩的短期記憶力、空間工作記憶能力。進行遊戲前，先備妥 1 副大型撲克牌 (建議尺寸 16.5×10 公分以上)。

記憶翻牌

玩法

1. 準備同數字的撲克牌數組，如「2－2」、「3－3」、「5－5」、「9－9」等，不讓長輩知道，隨機蓋在桌上。

2. 讓長輩猜拳，贏的人先翻開 2 張。如果相同，則由翻牌者收回，不一樣的話，就讓所有長輩記憶該位置的牌卡花色再蓋住，由下一個人再翻開 2 張。依此下去，直到翻完所有牌卡。

3. 最後收集到最多張牌卡的人獲勝。

⚠ 注意事項 ⚠

● 這個遊戲是記牌考驗的進階版，建議可先熟悉記牌考驗遊戲方法後，再進行進階版。

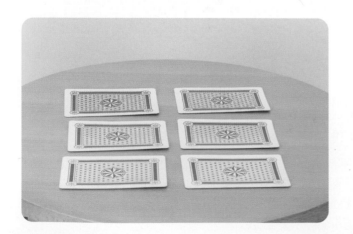

◀ 將配對好的牌卡反面蓋在桌上，不讓長輩知道牌卡的位置。

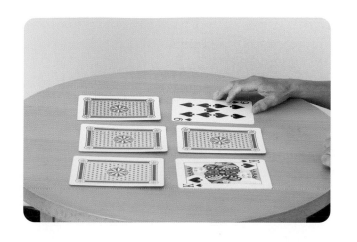

◀ 長輩隨機翻開 2 張，這時大機率不會相同，因此所有長輩都要記憶開牌卡的位置。記憶後，將牌卡翻回背面，換下一位長輩翻牌。

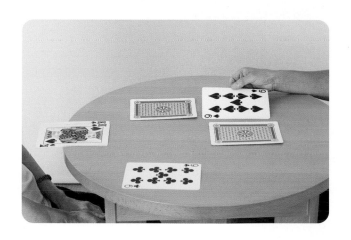

◀ 翻開越多張後記憶得也就越多，當翻到相同的便可收下成為自己的牌。到最後一組時，一定會是相同的，這時可以不要讓長輩直接翻開，而是反問最後一組牌的數字花色，如果答對，就可以獲得該組牌卡。

★ 進階玩法 ★

1. 耤由增加（或減少）記憶撲克牌的組數，以增加（或降低）記憶的難度。

2. 顏色配對的變化，挑選不同顏色的數字做為 1 組比較為困難，如「黑 2 － 紅 2」；挑選同顏色的數字做為 1 組比較簡單，如「黑 2 －黑 2」。

Part4 空間邏輯

單元介紹

空間邏輯與我們的定向感有關，讓我們在腦海中的想像和思考能形成空間地圖，可以估計距離、使用心像、圖形仿繪，以及建構物體。生活中無時無刻都會使用到此項能力，而在失智症的症狀中，空間概念亦是判斷的指標之一，更是多數人被發現疑似罹患失智症的徵兆！由此可見此項能力的重要性！

　　這個單元整理幾種市面上可取得的桌遊，分別為立體的空間概念訓練，如疊疊樂、超級犀牛、疊疊杯，除訓練空間邏輯思考外，同時也可針對手部精細動作加強！另外也有平面空間邏輯練習，像是七巧板和烏邦果，也可以達到創意思考的目的！這幾種桌遊亦加入競賽元素，讓長輩們倆倆比賽，使活動變得更熱鬧有趣喔！

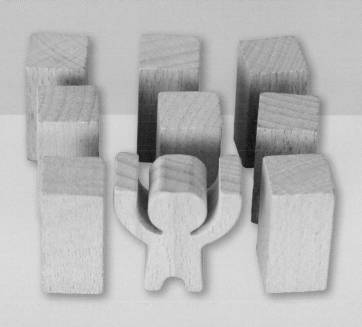

不可能的任務疊疊樂

這個遊戲的進行方式類似傳統的疊疊樂，但相較於傳統疊疊樂徒手抽積木的方式，多了以榔頭、夾子等木製工具操作，遊戲更豐富，並且更考驗長輩的手眼協調、平衡能力、邏輯思考，以及反應能力。進行遊戲前，先備妥「不可能的任務疊疊樂」桌遊。

玩法

1. 將積木堆疊成 8 層，每層各有 8 個木塊、1 個小木工。

2. 積木堆疊時，將其以 3×3 且直立的方式擺放，小木工可隨機放在任何 1 個位置處（各層小木工位置最好都不同，以增加遊戲樂趣）。

3. 完成 9 個積木擺放後，在其上方放置 1 層隔板。

4. 長輩輪流依序進行。須使用被指定的工具（榔頭或扳手），將積木或小木工移出，如果沒有造成積木層堆倒塌，就將取出的積木放在面前桌上，換下一位長輩操作。

5. 當積木層堆倒塌，遊戲將立即結束，最後移動積木的人，就是遊戲的輸家。其他人的分數則依其拿取的積木數量計算，每個木塊可獲得 1 分，每個小木工可獲得 5 分，由分數最高的人贏得遊戲勝利。

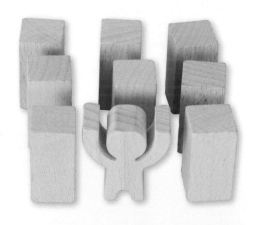

▲ 以 3×3 的方式擺放，每一層共有 8 個小積木、1 個小木工，小木工位置隨意擺放。

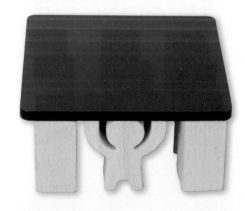

▲ 擺放好後放入 1 層隔板繼續堆疊，建議可將小木工擺在不同位置，增加樂趣。

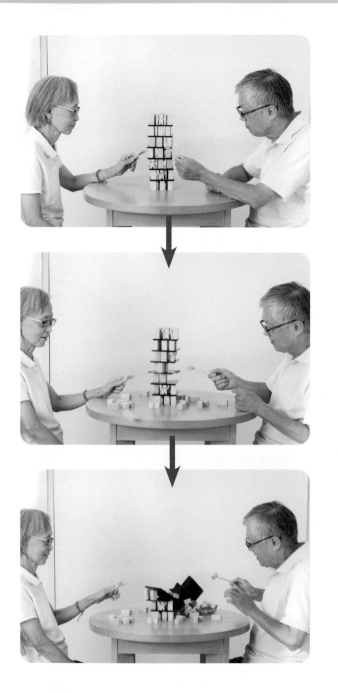

◀ 可猜拳決定使用的工具。

◀ 輪流以指定的工具，取出
積木或小木工。

◀ 取出過程或取完後倒塌，
遊戲結束。

★ 進階玩法 ★

可以規定只能抽取積木，保留小木工在平台上，所以在擺放積木、小木工
時，便要思考哪種擺放方式才能更穩固、不易跌落，還能順利將積木取出。

● 超級犀牛

超級犀牛（又叫紙牌疊疊樂）除了可以訓練手眼協調和精細動作，在建築的過程中，也可以達到空間概念的思考。此外，除了以競賽方式進行，更能加入團隊合作、邏輯思考的元素，讓活動變得更有意義。進行遊戲前，先備妥「超級犀牛」桌遊。

超級犀牛

玩法

① 先介紹每種牌卡代表的意義：

1. **地基卡**：有 2 種（參照下方圖片），一種是簡易版有蓋兩面牆的，另一種則是會讓遊戲挑戰較大的中間一面牆。

 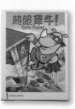 ◀ 簡易版有蓋兩面牆的。

  ◀ 讓遊戲挑戰較大的中間一面牆。

2. **屋頂卡**：除一般的屋頂卡外，也有特殊符號的卡片。

- 交換方向：打出這張牌後，建築順序改為逆時針。
- 休息一回合：下一個玩家跳過建築階段。若為 2 人玩家時，表示要連蓋 2 次。
- 增加 1 張卡：下一個玩家需要抽 1 張屋頂卡加入手牌。
- 雙層屋頂：進行玩家可放置 2 張屋頂卡，玩家所放置的第 2 張屋頂卡，不能是「雙層屋頂」的特殊功能，若玩家放置此卡後手中沒有屋頂卡，可由下一位玩家提供。
- 超級犀牛：如果卡片上有犀牛圖案，下一個玩家須把犀牛移動到屋頂卡上的標誌位置。

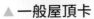
▲ 一般屋頂卡

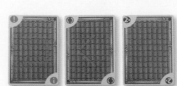
▲ 特殊符號卡

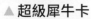
▲ 超級犀牛卡

3. 牆壁卡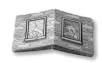

② 選擇其中一面的地基卡擺放在桌上，玩家猜拳，獲勝的人先開始依地基卡上相對應的位置角度擺放牆壁卡。接著再抽一張屋頂卡往上疊加，屋頂卡會標示下一位玩家需要擺放的牆壁卡位置角度，依此類推持續進行。擺放的卡片若有特殊符號，則下一位玩家須按照特殊符號操作。

③ 如果在擺放牆壁卡或屋頂卡的過程中房子倒了，該位玩家就輸了。

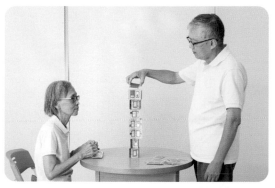

▲ 擺放屋頂卡，下一位長輩則依照屋頂卡的符號擺放牆壁卡。

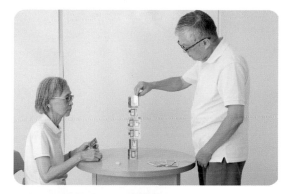

▲ 擺放牆壁卡，可使用單手或雙手，若想要增加困難度，則指定只能單手擺放。

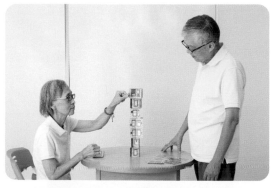

▲ 如果屋頂卡上有超級犀牛圖案時，則下一位長輩須把犀牛移動到屋頂卡上的標誌位置，移動期間也不可以讓房屋倒塌。

⚠ 注意事項 ⚠

這個遊戲會考驗手部的精細動作，對長輩來說比較困難，可以先設定完成幾層樓為目標，慢慢建立信心和成就感。

● 疊疊杯

現行疊疊杯是一項按照規律疊高再還原的運動，由於身體限制較少，這項運動適合所有年齡層參與，並且國際上也有舉辦疊疊杯競賽。然而除了疊疊杯競賽的規則外，也可以透過排成各種圖樣的過程，來訓練專注力、手部和大腦的協調性，更甚如搭配音樂拍打節奏的練習，也可以達到記憶力訓練。進行遊戲前，先備妥各式顏色疊疊杯 (至少紅、橘、綠、藍色)1 組，如果沒有這麼多顏色的杯子，也可以用同顏色的杯子，或是蒐集洗淨後的超商咖啡杯替代。

疊疊杯 —— 簡單版、中等版、進階版、困難版

玩法

簡單版

① 使用 3 種顏色的杯子。
② 排出如下方圖片的樣子。

中等版

① 使用 3 種顏色的杯子。
② 增加了點變化，排出如下方圖片的樣子。

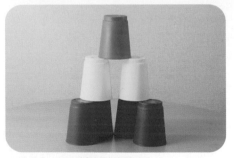

▲ 簡單版範例 1

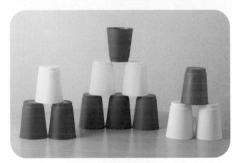

▲ 中等版範例 1

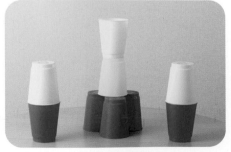

▲ 簡單版範例 2

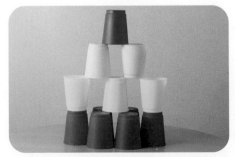

▲ 中等版範例 2

⚠ **注意事項** ⚠

● 疊疊杯顏色可依自己的狀況調整，但應避免顏色相似度太高，以免難以辨別。

進階版

1 使用2種或3種顏色的杯子。
2 增加了難度，排出如下方圖片的樣子。

困難版

1 使用 3 種顏色的杯子。
2 將難度增加到最大，排出如下方圖片的樣子。

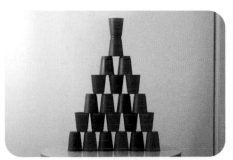

▲ 進階版範例 1

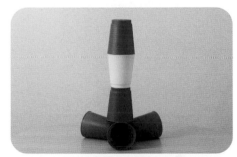

▲ 困難版範例 1

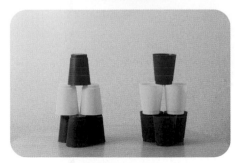

▲ 進階版範例 2

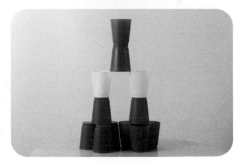

▲ 困難版範例 2

✦ **進階玩法** ✦

除了排出範例圖案之外，也可搭配歌曲進行疊杯歌，增加樂趣且能提升困難度。

形形色色七巧板

透過七巧板遊戲，可加強視覺觀察、視覺記憶、手眼協調、抽象思考的能力。可以透過無邊無際的想像來動動腦，增加創意的訓練，亦可使用七巧板自由拼出自己想要的圖案，再分享。進行遊戲前，先備妥七巧板、各式圖案。

形形色色七巧板

玩法

1. 根據圖案上的線條提示，找到相對應的板子擺上，形成一幅圖案。
2. 多練習幾個有線條提示的圖案後，可以使用僅有圖案外框的圖案進行，提高遊戲困難度。

⚠ 注意事項 ⚠

- 建議可採購包含有線條引導的簡單版、純圖案外框無線條引導的。
- 可以讓不同狀況的長輩使用，也可循序漸進慢慢熟悉操作方式，不會一開始就太困難而挫折感太強。

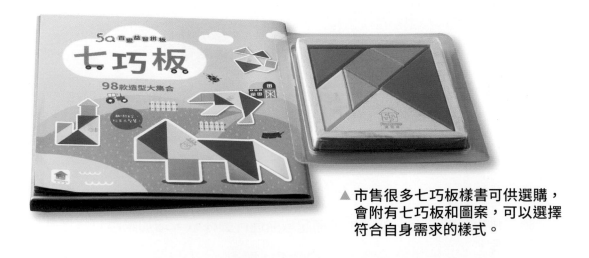

▲ 市售很多七巧板樣書可供選購，會附有七巧板和圖案，可以選擇符合自身需求的樣式。

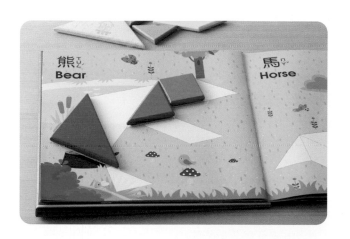

◀ 可先從有外框圖案的練習，較熟悉後再進階排無外框版本的。

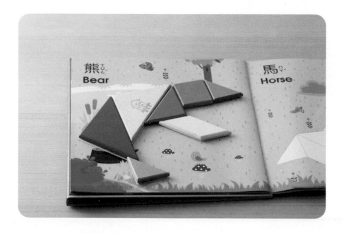

◀ 拚好後可和長輩討論排法、圖案，發揮想像力動動腦。

烏邦果

烏邦果（圖形排拼動動腦）這個遊戲，要考驗對圖形的觀察力和排列組合能力。這個遊戲與七巧板玩法類似，但挑戰更高，必須在指定的時間內，完成環環相扣的板塊拼放，並同時訓練空間概念、創意思考。進行遊戲前，先備妥烏邦果桌遊。

烏邦果

玩法

① 先決定要用 3 塊拼板或 4 塊拼板，一開始可以從 3 塊拼板開始，增加自信。
② 輪到的長輩擲骰子決定要用的拼板，擲到骰子的哪一個圖案，就要拚出拼板上相對應的題目。

⚠ 注意事項 ⚠

● 這款桌遊的附件物品都比較小，使用過程中，要注意是否遺失或誤食。

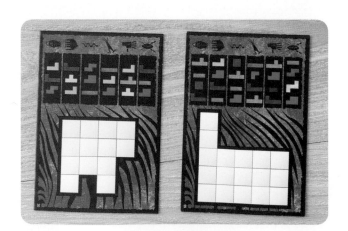

◀ 每面拼板上都有正反兩面，分別為用 3 塊拼板或 4 塊拼板完成的題目。

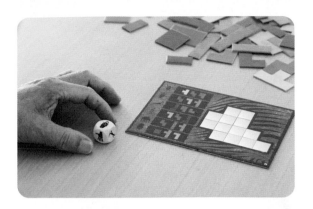

◀ 骰子上有不同的圖案,每個圖案有相應的題目。

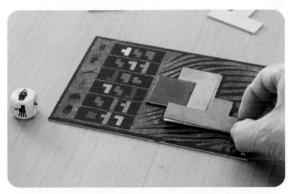

◀ 擲完骰子,決定要拼哪一個。

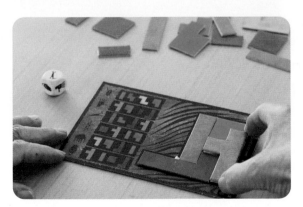

◀ 完成者大喊烏邦果!最快完成的人獲勝。

✦ 進階玩法 ✦

1. 加入沙漏計時,必須在沙漏漏完之前完成拼板,才算獲勝。這樣更能考驗長輩的專注力,以及空間抽象思考的能力。

2. 桌遊內也附有寶石,可以把寶石當成積分,蒐集到最多顏色寶石的人獲勝。

Part 5 簡報遊戲

單元介紹

簡報認知是近期許多照顧場域，或是講師會使用的課程進行方式，而且隨著科技發達和設備更新，許多實體的紙本牌卡，已逐漸轉為用簡報電腦投影方式呈現，使課程內容更新更迅速且多元化。這個單元羅列了幾種簡報格式給大家參考，主題包含記憶力訓練、邏輯思考、現實導向、數字變化等，都可依照長輩認知狀況和團體人數調整。其中，圖卡可以護貝後重複使用，既環保又省時！此外，操作時要特別注意，因長輩多有視力、聽力退化的情況，投影時的環境光線是否適宜、音量大小是否適中，都是在活動開始前要先確認的條件。

●記憶翻翻樂

圖片配對記憶是藉由觀察、記憶圖片的空間位置，來訓練短期記憶和空間記憶能力。如果因環境或設備關係，可轉換為紙本牌卡方式，例如記憶翻翻樂可以用撲克牌、水果圖卡、動物圖卡等替代。進行遊戲前，先備妥記憶翻翻樂檔案PPT 檔案、投影設備和筆電或實體圖卡。

記憶翻翻樂 影片

簡報
https://reurl.cc/77p7ny

玩法

1. 先使用 1～2 種水果進行記憶，讓長輩記住位置幾分鐘後，將圖片翻面。
2. 讓長輩選擇自己所記得的配對圖案，若無法配對，則再將圖案翻面，進行第二次，直到配對正確為止。
3. 陸續增加水果種類數量，考驗記憶力。

⚠ 注意事項 ⚠

如果因為設備操作困難，也可以用實體圖卡代替簡報圖檔。

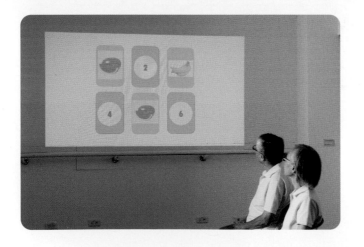

◀ 點選長輩提出的數字，便可將圖片翻面呈現圖案，再點一下則可翻回數字面。

✦ 進階玩法 ✦

1. 將水果、動物混合記憶，依上述方式進行遊戲。
2. 先不讓長輩記憶位置，直接翻牌，一開始大機率無法正確配對，所以必須記憶他人翻過的牌卡的位置，兩兩配對成功則不須再翻回背面並可得分。

賓果 BINGO ！

這個遊戲除了能增強觀察力和圖象連結，還能同時進行現實導向，利用常見題材進行遊戲，進而與生活產生連結。賓果遊戲很常被運用在照護場域上，種類也很多元，像是數字、水果、動物、交通工具等等，都是可以運用的主題，可依照自身需求調整！進行遊戲前，先備妥 4×4 蔬菜＆水果賓果圖卡（參照 p.216、p.217 範例）。

賓果 BINGO ！

玩法

❶ 先用單一蔬菜、水果圖加強長輩的印象開始，再進行賓果遊戲，可調整描述方式，增加困難度，例如直接說名稱→描述外觀→其他抽象形容。

❷ 連成 3 條線（直線、橫線、斜線），就可以喊「賓果」囉！

⚠ 注意事項 ⚠

● 如果因為設備操作困難，也可以用實體圖卡代替簡報圖檔。

✦ 進階玩法 ✦

1. 可以由長輩出題，依照自己的連線狀況出題，也可同時訓練邏輯思考。

2. 也可使用空白的 4×4 表格，設定幾種蔬果名稱，讓長輩自行填入，增加更多腦力激盪。

4×4 蔬菜&水果賓果圖卡

 教案
https://reurl.cc/77p7ny

圖卡 1

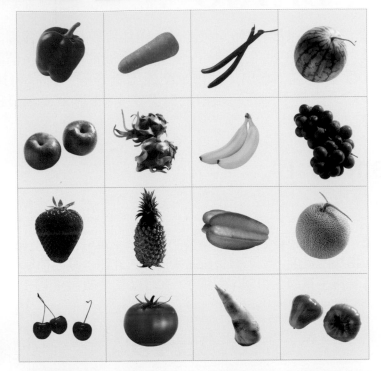

圖卡 2

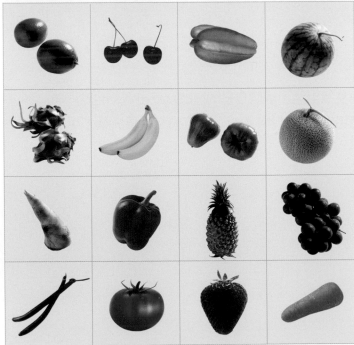

圖卡 3

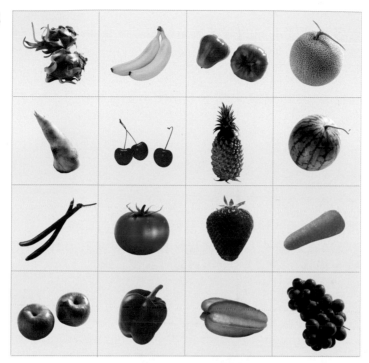

圖卡 4

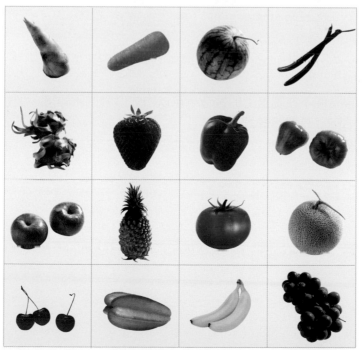

●聲音賓果

日常生活中，有各式各樣不同的聲音，有悅耳的、緊張的、嘈雜的，不同聲音代表不同情境。藉由這個遊戲，可以讓長輩察覺生活中接觸到的聲音，培養聽覺的記憶能力，也能強化對聲音的辨別能力。此外，也可以進行現實導向的練習。進行遊戲前，先備妥 4×4 聲音賓果圖卡 (參照 p.219 範例)。

聲音賓果

玩法

1 先介紹、播放各題目的聲音，讓長輩對這些聲音有印象。

1 使用 4×4 聲音賓果圖卡、播放音檔，讓長輩圈選出相對應的圖案，連成 3 條線 (直線、橫線、斜線)，就可以喊「賓果」囉！

⚠ 注意事項 ⚠

● 可以直接在網路上尋找常見的聲音播放，讓長輩更熟悉這些聲音。

● 進行遊戲前，要先確認聲音大小，以利遊戲進行。

✦ 進階玩法 ✦

1. 音檔中包含幾個不在圖卡上的聲音，可以增加遊戲的困難度，但也要注意，盡量以日常生活中會聽到的聲音為主。

2. 可依照長輩人數、狀況設定賓果達成的線條數，就能輕鬆調整遊戲的難易度囉！

4×4 聲音賓果圖卡 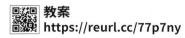 教案
https://reurl.cc/77p7ny

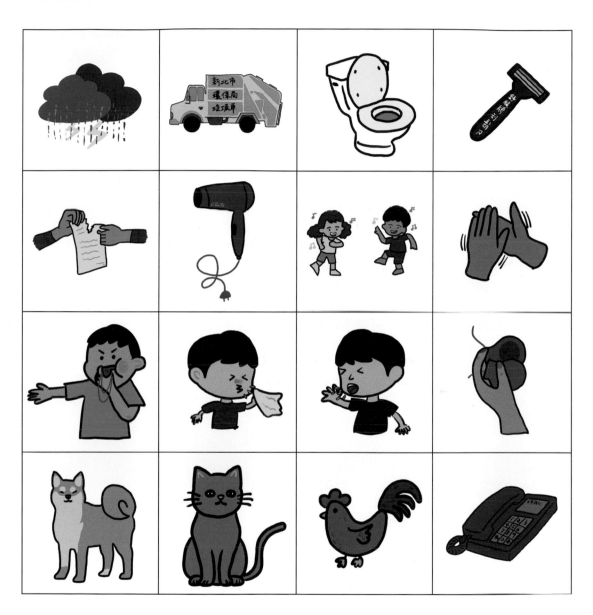

● 冰山一角

透過圖像，喚起長輩對台灣景物或食物的記憶，進而加強長輩的觀察力、現實導向，以及達到懷舊效果。進行遊戲前，先備妥「冰山一角」九宮格簡報檔案、投影設備和筆電。

冰山一角

簡報
https://reurl.cc/77p7ny

玩法

1. 先提供台灣名勝古蹟、食物的圖案，喚起長輩的記憶。

2. 使用簡報認知遊戲方式進行，隨機翻開九宮格，讓長輩以冰山一角的方式判斷是哪一個地方或食物。如果無法回答，再隨機翻開下一個格子。

3. 讓長輩喊開始，之後由關主（帶領者）點擊簡報右下角紫點，讓轉盤開始轉動，再讓長輩喊停，看箭頭指向食物或景點。並依照順序，點選下方題目連結。

4. 讓長輩喊出想要的數字，關主點選該數字，讓後面的圖案顯示出來。如果長輩可以根據顯示圖案判斷出是哪一個地方或食物，則可獲得分數。無法判斷的話，就由下一位長輩依上述方式，再翻開下一個數字。依此類推，直至可說出答案為止。

5. 公布答案。可與長輩們進行更多關於這個地方，或是這個食物的討論、分享，增加人際互動。

⚠ 注意事項 ⚠

● 進行遊戲前，要先確認投影檔案的明暗度，讓長輩都能清楚看到內容。

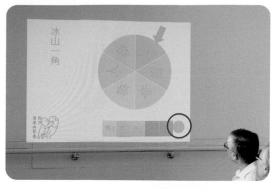

▲ 關主（帶領者）點擊讓轉盤開始轉動，長輩喊停決定題目。

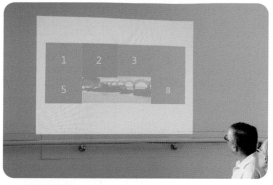

▲ 長輩若能根據圖案回答正確就得分，無法判斷的話，就由下一位長輩翻開下一個數字。

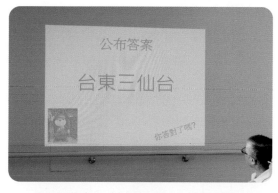

▲ 公布答案，並討論分享和答案有關的記憶。

✦ **進階玩法** ✦

1. 挑選前方出現過的食物，與長輩討論健康飲食的重要。

2. 與長輩共同討論過去旅遊的經驗、去過的景點、年輕時去和現在去是否有差異等等，增加長輩的思考機會。

3. 也可再加入著名人物的圖案，或是團體中長輩的照片，以增加現實導向。

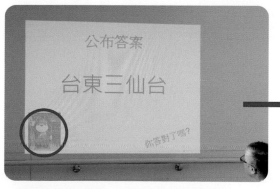

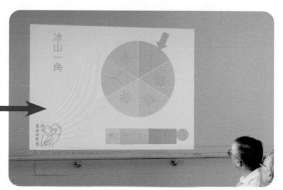

▲ 點擊下方圖案，回到首頁轉盤處。

● 記憶 N-back

「N-back」常用在測試工作記憶表現，就是讓參與者記得前 N 張放映的圖像內容，能記得愈多張的人，表示他的工作記憶能暫時儲存的線上記憶（on-line memory）較佳。進行遊戲前，除了備妥投影機設備、筆電之外，還要製作 2-back 投影片，即自行以箭頭方向或水果等圖形，設計 2-back 投影片。

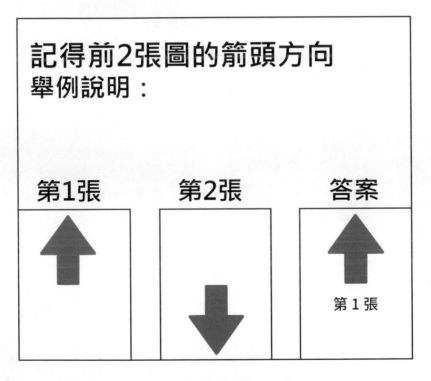

▲ 「2-back」箭頭方向記憶

⚠ 注意事項 ⚠

● 簡報設計時，圖形大小必須夠大且放在簡報的中間，更換圖片時，轉換的速度不可過快，控制在大約 1 秒 1 張的速度，以免長輩來不及觀察。

玩法 簡報 https://reurl.cc/77p7ny

❶ 「1-back」方向辨識：簡單的方向舉旗，如播放 1 張「↑」箭頭方向後，即遮住螢幕，再讓長輩回想剛才看到的箭頭方向，用手正確指出該箭頭方向。

❷ 「2-back」方向記憶：讓長輩連續看 2 張箭頭方向，即遮住螢幕，再讓長輩回想前 2 張出現的箭頭指向哪裡（參照說明中的「2-back」箭頭方向記憶）。

❸ 「2-back」圖片記憶：改用「水果」圖案播放，連續播放 2 張水果圖，即遮住螢幕，再讓長輩回想前 2 張投影片播放的是什麼水果（參照說明中的「2-back」水果圖片記憶）。

記得前2張圖的水果
舉例說明：

第1張　　　　第2張　　　　答案

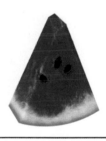 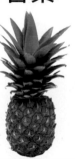

▲ 「2-back」水果圖片記憶

★ 進階玩法 ★

N-back 活動應循序漸進，通常在 1-back 和 2-back 記憶測試時，大多數長輩可以回答出正確解答，然而當難度增強至「3-back」時，也就是讓長輩回想前 3 張投影片呈現的圖片，大多數長輩會產生混淆，無法回答出正確的答案。

● 舉旗反應

依據投影片播放的圖片大小，快速反應且執行正確的反應動作。進行遊戲前，先備妥投影機、筆電、自製比大小投影片（自行設定「標準圓」大小，使用各種圖形或圖案編排比標準圓大或小）之外，以竹筷、A4 色紙製作小旗子，左右手各 1 支，2 支旗子用不同顏色色紙製作，方便帶領者在前方能迅速觀察長輩舉旗反應是否正確。

舉旗反應 影片

簡報
https://reurl.cc/77p7ny

玩法

1 讓長輩先觀看標準圓，記住大小。
2 之後出現的圖案，若形狀比標準圓大，就舉起右手的紅旗；若形狀比標準圓小，就舉起左手的藍旗。

⚠ 注意事項 ⚠

這個遊戲沒有制式的答案，主要是希望長輩可以觀察並與日常生活連結，所以可採開放式討論。

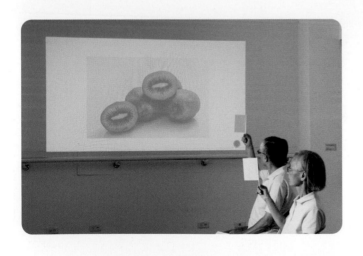

◀ 圖片中的水果大於標準圓，所以長輩們舉起右手紅旗反應。

✦ 進階玩法 ✦

當帶領者播放投影片的速度愈快時，長輩的動作反應速度就得愈快，就能訓練到辨識和反應速度的能力。

抑制功能訓練

這個活動是參考抑制功能測試（stroop test）設計。抑制功能是執行功能的一項能力，也是老年人隨年齡老化退化較為嚴重的項目之一，所以藉由這個訓練，促進或維持長輩抑制功能表現。進行遊戲前，先備妥投影機設備、筆電、自製抑制功能訓練（stroop test）投影片。

抑制功能訓練 簡報 https://reurl.cc/77p7ny

玩法

❶ 讓長輩先看螢幕上的文字。

❷ 唸出這個文字的顏色，而不是文字本身的讀音，比如根據下方請念出文字的顏色，正確答案為：「藍、綠、紅、綠、黃」。

⚠ 注意事項 ⚠

● 由於長輩的視覺功能退化，字體辨識、顏色對比是簡報設計的重點。因此，設計遊戲時字體要夠大，並且考量字的顏色和簡報背景之間的色彩對比，以便長輩辨識。

請唸出它的顏色：

綠　紅　黃　藍　綠

答案：

藍　綠　紅　綠　黃

黃　黑　綠　藍　紅　黑
白　黃　紫　綠　黑　白
藍　綠　紅　黑　綠　橙
橙　藍　白　紅　藍　黃
綠　紅　黃　藍　綠　紫

▲ 這是基礎版，唸出文字的顏色，下方是答案。

▲ 這是挑戰版抑制訓練題目，自己試試看！

●空間工作記憶訓練

這是取自於臨床神經心理學的空間工作記憶（spatial working memory）測試方法，可以訓練長輩工作記憶功能表現。進行前，除了備妥每個人1組小白板、白板筆，共用板擦數個、投影機設備和筆電之外，準備空間工作記憶的投影片檔案，每頁投影片畫1個大正方形九宮格，自選九宮格的格子上色，自行安排每張投影片上色的小方格和順序（如圖1）。

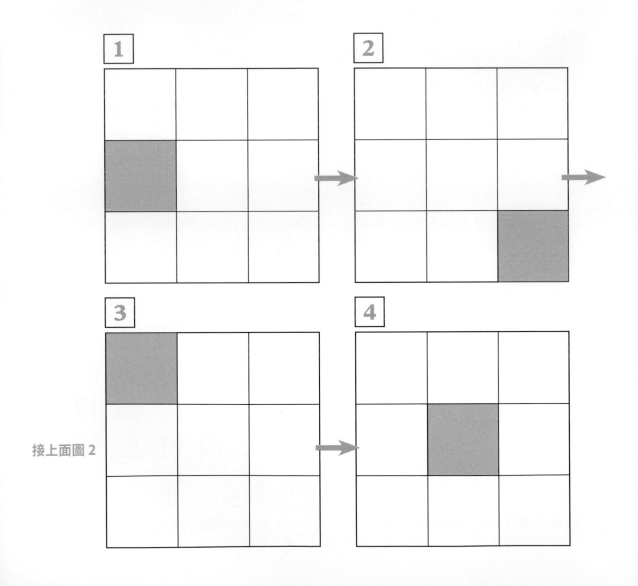

接上面圖2

玩法

① 發給每位長輩 1 組小白板和白板筆,在個人的小白板上畫好九宮格。

② 帶領者以 1 秒 1 張投影片的速度播放投影片,如圖 1,依序播放投影片 1 → 2 → 3 → 4 ,讓長輩將出現的色方格順序記憶下來,在個人的九宮格上寫下記憶的色方格出現順序,如說明中的圖示答案。

請寫下答案

解答

3		
1	4	
		2

⚠ 注意事項 ⚠

● 自製簡報時,需考量有色小方格出現的速度不可太快,以免長輩來不及觀察。

★ 進階玩法 ★

1. 由簡單的 3、4 張方格數開始記憶,可漸增至記憶 7 ~ 8 張方格數做工作記憶訓練,以增加所需記憶的方格數來提升難度。

2. 除了使用「3×3」九宮格做工作記憶訓練之外,可以增加小方格數,像是「4×4」、「5×5」,以增加背景方格數目來增加難度。

Part6 邏輯推理能力

單元介紹

從許多失智相關研究中可知，加強邏輯推理能力，可延緩腦部退化，以及維持生活自理能力。日常生活中，人們很常用到邏輯思考做判斷，例如天氣冷了要穿厚衣服、下雨天要撐傘等等，因此這項能力的訓練非常重要。然而，因為腦部思考訓練不像肌肉訓練那樣，可以透過運動、精細動作訓練就能實際看到成效，所以很容易被忽略。

那要如何以有趣的方式達到訓練效果呢？在這個單元中分享了幾款桌遊，像是社區關懷據點很受長輩喜愛的 UNO 牌、拉密、疊疊樂等等。遊戲過程中要如何出牌才會獲勝，都是很能訓練長輩進行思考的遊戲。此外，也加入國粹麻將來運用，麻將除了我們熟悉的玩法之外，還可以有很多變化，像是麻將推理、麻將「跳咚」接龍等等，都能讓麻將教具變得更有趣、更有意義！

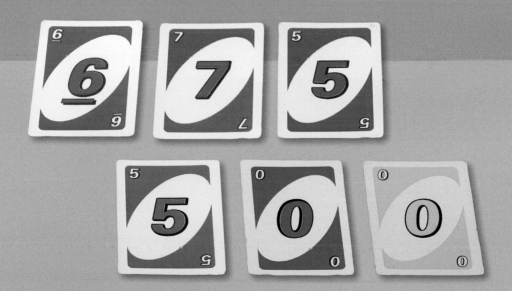

●UNO 疊疊樂

與傳統疊疊樂一樣，透過遊戲方式訓練手眼協調、手部力道控制、專注力等。加入 UNO 玩法，增加思考、觀察力的訓練。進行遊戲前，先備妥 UNO 疊疊樂積木。

UNO 疊疊樂

玩法

1. 將積木以一層 3 個且上下層不同方向，層層疊上去，直到積木用完，擺放時盡量讓顏色分散。
2. 猜拳獲勝的人可以先開始抽積木，抽到後，將積木往上堆疊。
3. 每塊積木上都有數字或符號，抽積木規則與「UNO」的玩法相同（參照 p.231 ～ 233），僅能抽與上一家相同的數字或顏色，且最上面那層不可拿取。
4. 如果抽到以下特色積木，則須按照積木要求進行：
   - 禁止：抽出禁止積木後，下一位玩家禁止一回合，下下一位玩家要抽出與其相同顏色，或是禁止的積木。
   - 迴轉：抽出迴轉積木後，順時鐘變成逆時鐘，逆時鐘變成順時鐘，下一位玩家要抽出與其相同顏色，或是迴轉積木。
   - 抽 2 根：抽到「抽 2 根」積木後，下一位玩家要抽 2 根積木，而且 2 根要依照同色或同符號。注意！這位要抽 2 根的玩家不能再抽禁止、迴轉、萬用、抽 2 根積木這種特殊積木。
   - 萬用：不管上一家原本是什麼，你都可以抽萬用積木，除了「抽 2 根」積木，抽完後再決定下一個顏色。
5. 使積木倒塌者就輸了（只要掉下不是自己原本要抽的積木就算輸）！

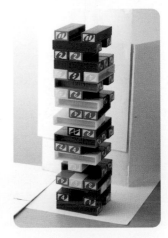

▲ UNO 疊疊樂積木。

▲禁止　　▲抽 2 根

▲迴轉　　▲萬用

⚠ 注意事項 ⚠

要先確認長輩是否理解規則，如果較難理解，也可以退階玩基本款的疊疊樂，避免長輩因挫折而不想參加遊戲。

簡易版 UNO 數字顏色變變變

UNO 紙牌有 4 種顏色：紅、藍、黃、綠色，可以引導長輩專注於辨識顏色。另外，UNO 紙牌有 1～9 號數字，同時可以引導長輩對數字的辨識。這裡介紹的是簡單版 UNO 遊戲，進行遊戲前，先備妥 UNO 牌。

簡易版 UNO 數字顏色變變變

玩法

❶ 先抽出所有特色牌，僅留下 4 種顏色的數字牌進行遊戲。每位長輩先發 7 張牌。

❷ 帶領者說明 2 種出牌規則：

   1. **出相同顏色的牌**：當桌面的牌是綠色的，輪到的人可接著出綠色的牌。

   2. **出相同數字的牌**：如果沒有同顏色的牌，可以找相同數字的牌換顏色，比如桌面上是「綠 5」，擇一出「藍 5、黃 5、紅 5」相同數字的牌。

❸ 帶領者翻開第一張牌，開始遊戲，若輪到的人沒有牌可以出，則抽 1 張牌回去，最先把牌出完的人獲勝。

▼同數字可換色

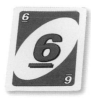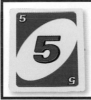

▲ 接續出相同顏色的牌，沒有同色則出同數字的牌。

⚠ 注意事項 ⚠

● 如果原版的牌卡太小，可以換成大型 UNO 牌，尺寸約 16.5×10 公分。

● 正式挑戰版 UNO!!UNO!!

UNO 遊戲有 2 種規則：辨識「同顏色」或「同數字」，長輩必須在這 2 種規則做轉換。這種任務轉換能力在日常生活中不可或缺，也是執行功能中很重要的一種認知功能。正式挑戰版遊戲中加入了許多特色牌，長輩也能因此訓練自己的邏輯思考，想出致勝策略。進行遊戲前，先備妥 UNO 牌。

正式挑戰版 UNO!!UNO!!

玩法

1. 參照 p.231 簡易版玩法，再把「特色牌」加入遊戲中。特色牌包括禁止、迴轉、＋2牌、＋4牌、換色等。
2. 每人首先發 7 張牌，依照 UNO 規則出牌，先出完牌的就獲勝。
3. 也可以增加遊戲難度，當剩下最後 1 張牌時喊「UNO」，提醒大家你快贏了！

⚠️ 注意事項 ⚠️

如果長輩較難理解特色牌的規則，嘗試一次先放 1 種，等長輩較熟悉規則後，再慢慢加入。

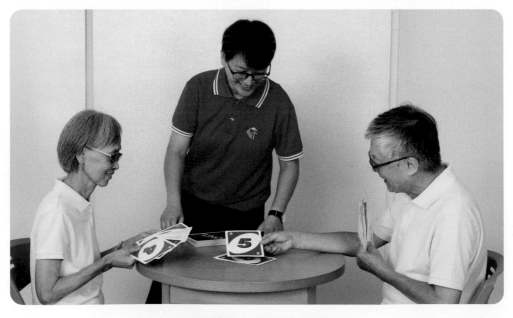

▲ 來挑戰 UNO!!UNO!!

▼禁止

下家暫停，不可出牌。

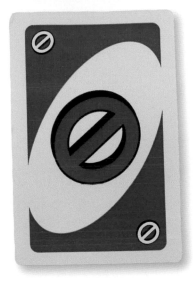

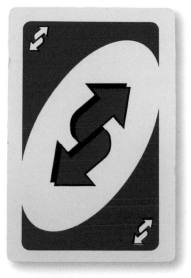

▼＋2

下家不能出牌，還要再
抽 2 張牌回去。

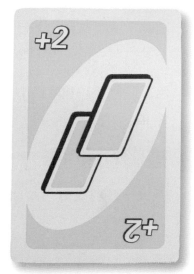

▲迴轉

出牌順序反轉，比如原
本順時針輪流出牌，改
成逆時針輪流出牌。

▼＋4

下家不能出牌，還要再
抽 4 張牌回去。

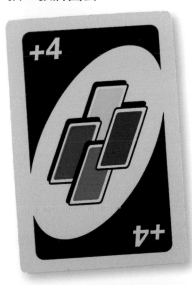

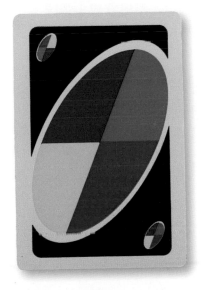

◀換色

出了這張牌，可以指
定換成綠、黃、藍、
紅任何一種顏色。

● 拉密簡單版

拉密，又叫數字麻將，是一個能訓練邏輯思考、創意的遊戲。它需要運用到很多策略，同時可以訓練顏色、數字的觀察力，以及在規劃牌局時可以動腦思考策略，並打破限制，創新思考。每組拉密裡會有「黑」、「藍」、「黃」、「紅」4 種顏色，每種顏色有數字 1 ～ 13 各 2 組和 2 張笑臉牌，共 106 張牌。常見的遊戲方式是：同色系數字接龍 (將同顏色的牌從 1 ～ 13 依序串聯)、不同色系同數字串聯 (將 4 種顏色的相同數字串聯在一起，例如：數字 1 會有「黑」、「藍」、「黃」、「紅」便為 1 組)。進行遊戲前，先備妥拉密。

拉密簡單版 ──
同色系數字接龍、加入笑臉牌數字接龍

玩法

同色系數字接龍

❶ 每人先隨機拿取 10 張牌，其餘牌背面朝上，放在旁邊。

❷ 隨機從旁邊的牌中取出 4 張，翻開置於中央。

❸ 猜拳獲勝的人先出牌，依同色系出牌進行接龍，接續下去。當沒有牌可出時，則須從旁邊堆置區中，隨機拿取 1 張牌，並於下一回合才可再出牌。

❹ 先將手中的牌出完的人即獲勝。

加入笑臉數字接龍

❶ 遊戲過程同「同色系數字接龍」。

❷ 笑臉牌是萬用牌，可代表任何顏色和數字，出了笑臉牌後，下一位長輩必須接續進行，例如桌面上已經有 4、5，這時擺放的笑臉牌則代表 3，所以下一位長輩可以往前擺放 2 或往後擺放 6，若沒有可擺的數字牌，可用「笑臉」取代。

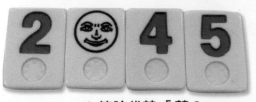

▲ 笑臉代替「藍 3」。

◀ 笑臉牌，可代表任何顏色或數字。

● 拉密困難版

拉密（數字麻將）遊戲的介紹與基本玩法，可參照 p.234「拉密簡單版」。進行遊戲前，先備妥拉密。

玩法

① 每人先隨機拿取 14 張牌，其餘牌背面朝上，放在旁邊。

② 輪到長輩時，必須依照：

　1. 「3 張或 4 張數字相同但顏色不同的牌」或是「3 張或以上顏色相同且數字連續的牌」的規則出牌。

　2. 利用桌面上已有的符合規則的牌組接續。

　3. 利用桌面上的牌組進行牌塊重組，重組和出牌後，桌面上的牌組都須符合 1 項規則。不論有多少牌符合規則都可以出牌。如果沒有出牌，則必須從蓋著的牌中拿 1 張回來。

③ 這裡要注意，第一次出牌則須破冰行動，也就是「符合上述 1 項規則的牌卡，數字加起來須至少 30」才可以出牌，而且不可以使用笑臉牌進行破冰。例如：「紅 11 藍 11 黃 11，相加為 33，就能進行破冰」。

④ 每位長輩一回合的出牌時間僅有 1 分鐘，如果沒有在時間截止前使桌面上牌組皆符合 1 項規則，則須將牌組恢復成原狀。如果沒有出牌，也須拿取 1 張蓋著的牌。

⑤ 笑臉牌是萬用牌，可代表任何顏色和數字，出了笑臉牌後，下一位長輩必須接續進行，例如桌面上已經有 1、2、3，這時擺放的笑臉牌則代表 4，所以下一位長輩要擺放數字 5，或是「笑臉」也符合規則。

⑥ 最先將所有牌出完的人獲勝。

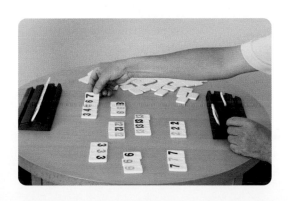

◀ 擺放規則是同色系且連續數字，或不同色系但相同數字，桌面上每 1 組至少都須包含 3 張牌。如果因出牌須調整牌面上原有牌組，移動過後的牌組，仍須符合上述規定，才算有效的移動。

形形色色排排站

這個遊戲是參考執行功能測試工具——威斯康辛卡片分類測試（ Wisconsin's card sorting test, WCST ）。WCST測試讓受試者自行找出測驗者的發牌規則，如果依據牌的顏色、圖案數目、形狀為規則，若測驗者在過程中轉換規則，讓受試者需自行發現並指出正確的規則。這項邏輯推理遊戲，由帶領者自行出題，再讓長輩自己找出題目規則，依據圖形顏色、圖案，排列出自己思考的排列順序，有助於執行功能的邏輯思考訓練。

玩法

① 每人發給 1 個磁性小白板，然後將 4 種顏色（紅、黃、綠、藍）的軟性磁鐵，分別裁切成「□、○、△、×」4 種圖形，每位長輩發給每人需要的磁鐵數量：紅、黃、綠、藍色的「□、○、△、×」各 1 組，就是每人共有 16 個磁鐵。

② 帶領者在白板上出題，讓長輩自行邏輯推理，找出圖片排列的規則，再於自己的小白板上排出答案，比如依據行列規則排列，同行同顏色、同列同形狀；依形狀規則排列，在正方形四角做圖案排列。

③ 讓長輩公布自己的答案，並且告訴大家自己的邏輯推理想法。

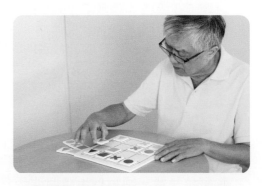

▲ 讓長輩自行邏輯推理，找出圖片排列的規則。

✦ 進階玩法 ✦

1. **排列格數**：由易至難，2×2、3×3、4×4 正方形。

2. **形狀數目**：格子數多時，形狀和顏色亦多，像是 2×2 正方形即須 2 種顏色、2 個形狀圖案；4×4 正方形即須 4 種顏色、4 個形狀圖案。

3. 帶領者可依給予提示的多寡，引導長輩排列出正確答案。

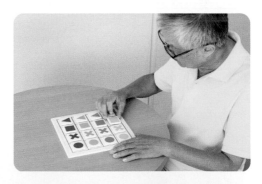

▲ 完成後，告訴大家邏輯推理想法。

邏輯簡單版題目

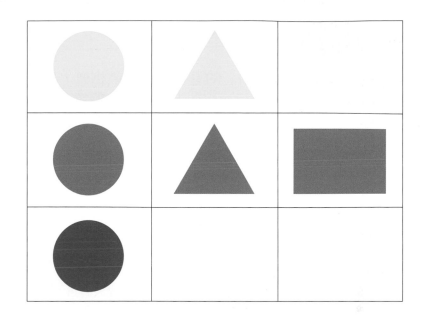

邏輯困難版題目

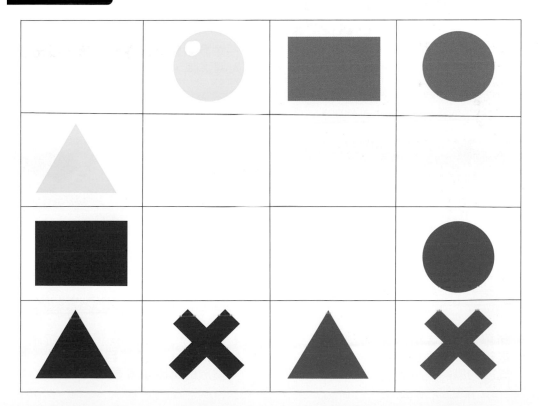

麻將推理

和 p.236「形形色色排排站」的邏輯推理遊戲相似，只是將排序的圖案改為花色類型更豐富的麻將牌進行。這個遊戲也是由帶領者自行出題，再讓長輩找出題目規則，依據麻將牌的類型排序，邏輯推理出正確答案，有助於執行功能的邏輯思考訓練。

麻將推理

玩法

1. 帶領者事先設計不同難易程度的麻將邏輯填空卡（像是 2×2、3×3、4×4 格，格數設計為正方形，較好進行題目的邏輯設計）。

2. 再準備數組麻將牌。因為每組麻將同一張牌只有 4 張（如 1 組麻將內只有 4 張 9 萬），為了讓每位長輩都能參與活動，參與人數若為 4 人時，需準備 1 組麻將；若為 8 人時，則需有 2 組麻將，以此類推。

3. 帶領者先示範最簡單的 2×2 格麻將填空遊戲，讓長輩按照題目卡排列麻將，並思考應將哪張牌放入「？」格內。

4. 依據長輩的能力，漸增難度為 3×3、4×4 格。

5. 帶領者不要直接告訴長輩答案，而是引導長輩觀察麻將排列是否存在某種規則，若依該規則邏輯推理，空格處應該放入哪張牌，並讓長輩試著排出來。

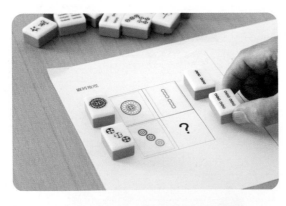

▲ 簡單版 2×2 格麻將填空遊戲，依規則，這個題目的「？」，應擺放的麻將是 4 條。

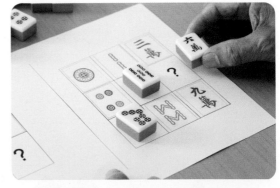

▲ 進階版 3×3 格麻將填空遊戲，依規則，這個題目的「？」，應擺放的麻將是 6 萬。

「2×2 格」麻將填空題目與答案

教案
https://reurl.cc/77p7ny

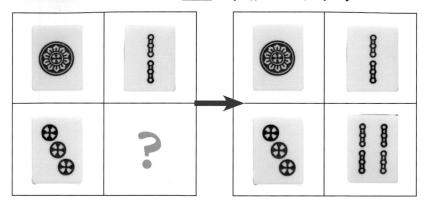

「3×3 格」麻將填空題目與答案

教案
https://reurl.cc/77p7ny

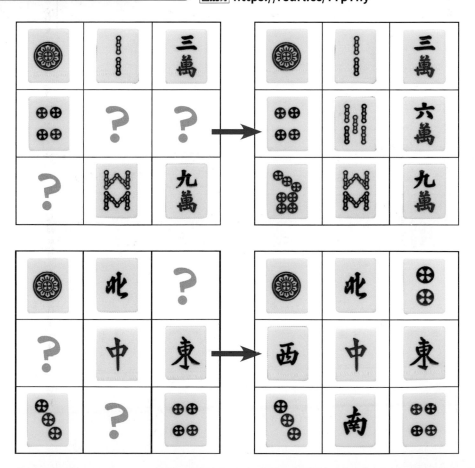

「4×4 格」麻將填空題目與答案

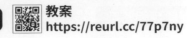

教案
https://reurl.cc/77p7ny

1. 藉由增減麻將填空的格數、麻將排序的種類，來增減遊戲的難易度。
2. 邏輯規則的難易度變化，數字順序規則比較簡單，而以空間位置為規則，則比較困難。

麻將「跳咚」接龍

麻將共有 144 張牌，內容涵蓋多種圖案的數字順序排列，如「一～九萬」、「1～9 筒」、「1～9 條」。在執行功能測試中的轉換（switching）功能，常使用彩色路徑描繪測試（Color Trails Test）執行，其內容涵蓋不同顏色的數字圓圈，讓受試者由「紅 1 →黃 2 →紅 3 →黃 4……」依著數字順序，但須轉換顏色連接起來。依這個測試的概念，運用麻將多種類型順序牌的特性，讓長輩依著指令「跳咚」排列，比如排列：「一萬、2 筒、三萬、4 筒、伍萬、6 筒、七萬、8 筒」。進行遊戲前，先備妥 1 副麻將。

玩法

1. 將麻將打散混在一起，讓長輩用最快速度抓到一組牌，比如：一～九萬。
2. 說明跳咚規則，並讓長輩從桌面上的牌中拿取需要的牌排列，並計時，觀察每個人完成的速度和正確性。

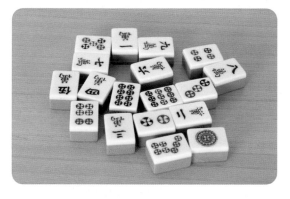

▲ 將牌打散，快速抓到一組牌。

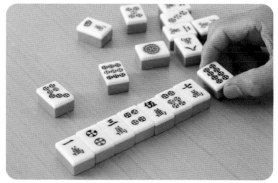

▲ 圖中跳咚規則是「一萬、2 筒、三萬、4 筒、伍萬、6 筒、七萬、8 筒、九萬」。

✦ 進階玩法 ✦

1. 任選數張麻將，讓長輩記憶，並帶領他們思考較好記的記憶策略。接著進行其他活動，數十分鐘後再詢問長輩剛才記憶的麻將是哪些，藉以訓練長輩的延遲性記憶能力。

2. 取 3 張麻將讓長輩記憶後蓋牌，再讓長輩從桌上麻將堆中，找出剛剛的那 3 張麻將。可透過調整麻將數量改變難易度。

Part 7 記憶遊戲

單元介紹

記憶力退化是年長輩在老化過程中很常提到的狀況，常會覺得自己記不住事情，是不是沒有用了。同時，記憶力喪失也是判斷失智症的一個很重要依據。很多失智症前期的長輩，可能會忘記回家的路、忘記有沒有吃過飯、忘記自己跟他人有約等等，到後期甚至會影響到日常生活，像是煮飯忘記關火而釀成火災、忘記回家的路而走失等等。最後，也可能會連自己的家人都不記得。

　　因此，記憶力的訓練很重要，但要如何練習，又不會讓長輩感到挫折呢？這個單元中介紹幾種訓練記憶力、邏輯思考的遊戲活動，讓練習的過程不枯燥無聊，內容包含幾種桌遊的初階與進階玩法，可依照長輩認知狀況進行難易度調整。當然，也可以組隊競賽，讓活動過程更豐富、有趣！

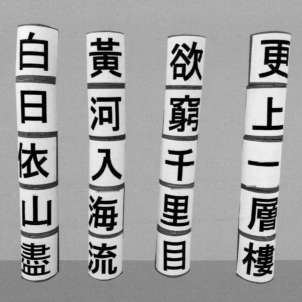

●拼字遊戲

中文字的書寫具有相當難度，無法僅以讀音拼湊而成，常令人有「提筆忘字」的經驗。中文字詞書寫和字型辨識，與認知功能的工作記憶表現有關，因此藉由拼字遊戲，能訓練長輩的文字語詞能力，以及工作記憶表現。

拼字遊戲

玩法

1. 進行遊戲前，先自行挑選 4 ～ 6 個中文字組成的語詞，比如成語，再以厚紙板列印。字型建議使用微軟正黑體，字型大小 300 以上，方便長輩閱讀。將印出的文字依據「部首」剪裁，可將一個文字剪裁成 2 ～ 3 塊紙板。記得將同組語詞放入同一個信封袋內收納，以免與其他語詞混淆。
2. 發給每位長輩 1 個事先準備好的信封袋（內已裝入 2 組四字語詞），長輩會看到分解的文字片段。
3. 不給提示，讓長輩自行排列拼出有意義的文字順序。

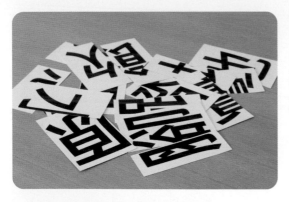

▲ 讓長輩自行拼湊找到字的排列方式。

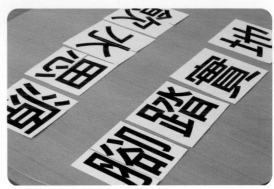

▲ 把亂序呈現的成語排出來了。

✦ 進階玩法 ✦

1. **簡易版遊戲**：給每組文字獨特的厚紙板顏色，如同一組語詞都用紅色紙板列印，讓長輩能依顏色線索拼出語詞。
2. **困難版遊戲**：同時給 4 組以上的解構語詞來增加難度，也可以由多位長輩一起完成多組語詞的拼字遊戲。

● 唐詩搭城牆

詩詞的排列組合需仰賴過去學習詩詞的記憶力，這裡以唐詩為例，喚起長輩對語句的記憶。這個遊戲適合親友和長輩一起進行，藉由詩詞排列的多寡、顏色標記提示，來變化難易度。進行遊戲前，先備妥捲筒衛生紙用完的厚紙桶或洗淨的飲料罐等。

唐詩搭城牆

玩法

① 自行挑選熟知的唐詩三百首的五言絕句，比如「白日依山盡、黃河入海流、欲窮千里目、更上一層樓」。將上述語詞列印出來，字型大小建議是 180 以上。

② 將印出的文字護貝、剪裁，貼在厚紙筒、瓶罐上。在同一個厚紙筒的另一面，可以再貼上另一首五言絕句，也就是同一道具可有兩首唐詩做排列組合。

③ 發給長輩 1 套亂序的詩詞桶，僅提示長輩這是一首「唐詩」，讓長輩猜，並且將它依詩詞序列拼組出來。

④ 也可以用一段「歌詞」設計進階遊戲。

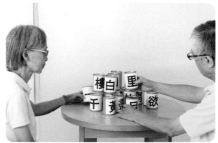

▲ 將貼著唐詩文字的罐子或紙桶等弄散。

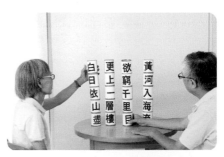

▲ 依照正確順序擺放。

✦ 進階玩法 ✦

不同首詩給顏色提示標記，或用不同色紙製作列印，讓長輩能依據顏色拼出詩詞；也可以將每一句詩用同一顏色，例如「白日依山盡」用紅色、「黃河入海流」用黃色，讓長輩可依顏色判斷散落的字是同一句詩詞。

| 白日依山盡 | 黃河入海流 | 欲窮千里目 | 更上一層樓 |

▲ 正確順序是這樣！

●詞彙記憶

主要是短期記憶的立即性記憶訓練。過程中，帶領者引導長輩，以語詞關係串聯故事的方式記憶，也有促進長輩記憶策略、創造力和說故事的能力。進行遊戲前，除了每個人 1 組小白板、白板筆，共用板擦數個之外，另準備投影機、電腦設備、詞彙記憶的投影片檔案或紙本題目。

詞彙記憶

簡報
https://reurl.cc/77p7ny

玩法

1. 讓長輩記憶詞彙，數分鐘後，關上投影機，讓長輩盡可能將所記得的詞彙，全部寫在自己的小白板上。

2. 帶領者可以用策略引導，依據詞彙的關聯性，以及說故事的方式記憶，比如記憶詞彙「考試、水果、天氣、玉米、衝浪、開心、遊玩」，串成故事「**考試完，天氣真好，跟朋友開心地去衝浪遊玩，還帶著水果、玉米當點心。**」

3. 鼓勵長輩自己創作串聯語詞的故事。長輩完成後，對答案時，邀請長輩分享自己的記憶方式或創作的故事。

⚠ 注意事項 ⚠

● 如果團體中有長輩不識字者，可以將文字改成圖案，訓練短期記憶力。

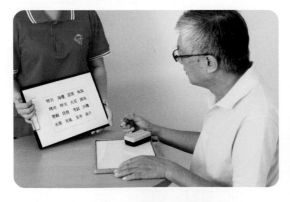
▲ 讓長輩先看題目，記憶下來。

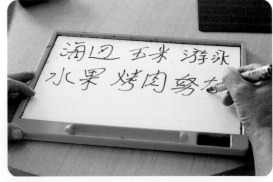
▲ 把記下的題目，記得的寫在小白板上。

簡單版題目

青椒	貝殼	考試
水果	天氣	玉米
衝浪	開心	遊玩

中等難度題目

努力	海邊	認真	氧氣
烤肉	昨天	火花	游泳
青椒	貝殼	考試	沙灘
水果	天氣	玉米	桌子

困難版題目

努力	海邊	認真	氧氣	女人
烤肉	昨天	火花	游泳	開車
青椒	貝殼	考試	沙灘	汽水
水果	天氣	玉米	桌子	炎熱
衝浪	開心	遊玩	太陽	飲料

★ 進階玩法 ★

藉由詞彙記憶的數目多寡、關聯性來調整遊戲的難易度，如範例中的題目。

●圖卡配對樂

圖卡配對樂是藉由觀察和記憶圖卡的空間位置,以訓練短期記憶、空間記憶能力。進行遊戲前,先備妥配對圖卡數組,相同圖案的卡片 2 張即為 1 組。

圖卡配對樂

玩法

① 任選數組配對圖卡整齊排列,帶領者指引長輩確認同圖案的卡片位置,讓長輩記住,鼓勵每位長輩在心中至少記得 2 組配對圖卡位置。

② 數分鐘後,將卡片蓋起,讓長輩輪流翻開自己所記得的配對圖卡組合。

③ 如果翻錯就再將卡片蓋起,由下一位長輩繼續翻卡。

④ 完成越多組圖卡配對的人獲勝。

✦進階玩法✦

1. 依人數增加圖卡配對的組數,至少每人需記憶 1 ～ 2 組圖卡配對,但當人數超過 6 人時,難度過高,因此建議將人數拆成不同組別進行活動。

2. 通常在遊戲進行到最後 1 ～ 2 組時,會變得相當簡單,長輩幾乎 100％翻卡正確,因此這時長輩不直接翻卡,而是由帶領者詢問「剩下的圖卡是什麼圖案呢?」讓長輩能觀察已被翻出的圖卡,進一步回想正確的圖案。

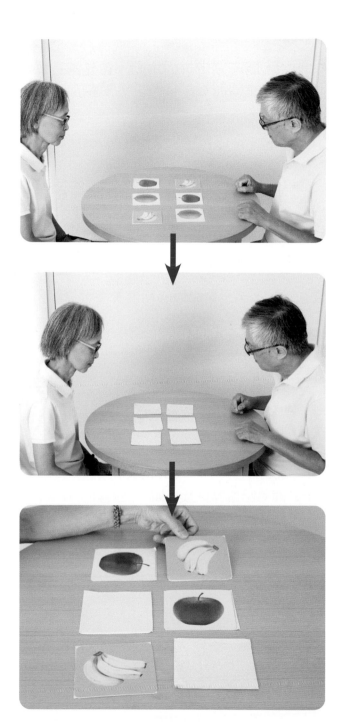

◀ 記住圖卡的位置。

◀ 蓋住圖卡。

◀ 翻出相同圖案的圖卡。

● 關聯圖卡記憶

這是以事物關係進行記憶策略的訓練。關聯圖卡拼圖活動，首先讓長輩了解圖卡關係，再依據關係和位置記憶，進行空間記憶訓練。進入遊戲前，先備妥關聯（相關）圖卡或相反關係圖卡拼圖。

關聯圖卡記憶

玩法

① 讓長輩先了解關聯圖卡的意義，長輩將桌上散放的關聯圖卡拼在一起，參照 p.251：鳥——鳥巢、鑰匙——鎖；或有相反關係的圖卡拼在一起，比如大船——小船。

② 將數組關聯圖卡拆解隨機放在一起，讓長輩記憶同組關聯圖卡位置，再蓋起來。

③ 讓長輩輪流翻出同組的關聯圖卡（可參照 p.248「圖卡配對樂」玩法）。

④ 完成越多組圖卡配對的人獲勝。

✦ 進階玩法 ✦

1. 相關物體間的記憶比較簡單，如：鞋子——襪子，都是穿在腳上的物品；相反關係圖卡的記憶就比較困難，像是開心——痛哭（相反情緒的圖卡）。

2. 將圖卡蓋起，讓長輩依據圖卡的關係記憶其位置，如：翻到鞋子時，去思考與鞋子有關係的圖是「襪子」。

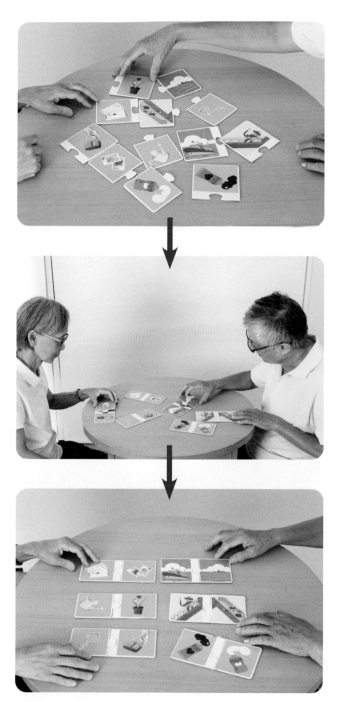

◀ 鳥——鳥巢、鑰匙——鎖
等關聯圖卡拼在一起。

◀ 在打亂的圖卡中，試
著找到配對。

◀ 找到有關聯的圖卡就
拼起來。

● 物體記憶考驗

運用實體物品的陳列，讓長輩透過觀看實體物品來記憶，並藉由物體的關聯性或故事串聯做引導，以訓練長輩的短期記憶能力，以及善用記憶的聯想策略。進行遊戲前，先備妥數樣日常生活的實體物品、每位長輩 1 個小白板、筆。

物體記憶考驗

玩法

1. 帶領者選擇「3 樣」物品放置前方，讓長輩記憶，約 30 秒後將物品遮蓋住，讓長輩自行寫下剛才記憶的 3 樣物品。

2. 將物品擴增為「5 樣」，思考物品之間的關係並且說明，幫助長輩記憶物品，比如：水與杯子。

3. 也可以用故事法將物品關聯串起，像是記憶的物品有「水」、「杯子」、「遙控器」、「電池」、「毛巾」，說個自創的串聯故事：「天氣炎熱，回到家用**毛巾**擦擦汗，趕緊用有裝**電池**的**遙控器**打開冷氣，再用**杯子**喝杯冰涼的**水**解渴一下。」記憶時間約 30 秒～1 分鐘，再遮蓋住物品，讓長輩於小白板上寫下剛才記憶的 5 樣物品。

4. 寫下或畫下越多樣物品的人獲勝。

⚠ 注意事項 ⚠

● 長輩不可「邊看邊寫」喔！一定要讓長輩先看，遮住物品後再寫，這樣才能訓練長輩的短期記憶功能。

✦ 進階玩法 ✦

實體記憶的物品數量可以從 3 樣漸擴增至 5 樣、10 樣不等。

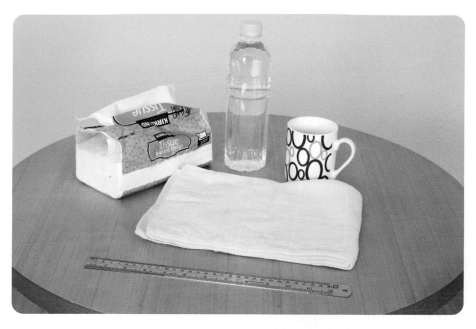

▲ 記憶桌面擺放的物品，圖中有 5 樣。

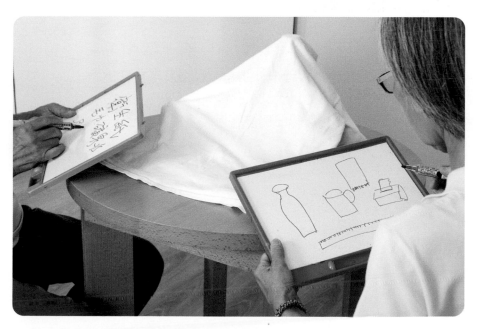

▲ 讓長輩寫下或畫下記得的物品。

尋找醜娃娃

尋找描述的牌卡上的圖樣，以訓練觀察力。在過程中，除了必須記得描述的內容，同時還可以訓練記憶力。除了直接讓長輩看圖卡外，也可透過肢體動作、口頭描述特徵等方式，讓長輩尋找相對應的圖卡，訓練短期記憶和專注力。進行遊戲前，先備妥「醜娃娃桌遊」1組，並依活動參與人數增加桌遊組數。

尋找醜娃娃

玩法

1. 將所有牌卡不按規則順序攤至桌面上。
2. 帶領者將需要尋找的牌卡展示給長輩看，讓長輩快速找到相同的醜娃。
3. 依帶領者口頭描述醜娃的形狀、顏色、配件等，長輩需記下聽到的指令，並找到對應的牌卡。
4. 帶領者透過身體動作呈現牌卡上醜娃的樣子，長輩依動作找出相對應的牌卡。
5. 可依蒐集到的牌卡數量計分，獲得最多分的人獲勝。

✦ 進階玩法 ✦

1. 除了由帶領者決定要尋找的牌卡外，也可以由長輩自己出題，以增加大家的參與程度。
2. 除了進行個人活動外，也可以分組進行遊戲，總計得分多的隊伍獲勝。

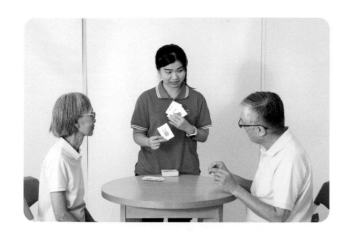

◀ 向長輩介紹醜娃的樣式，並提醒記得醜娃的特徵。

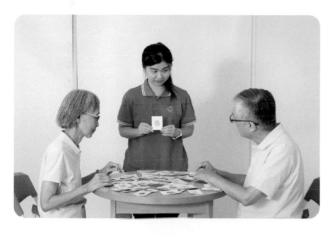

◀ 將所有醜娃不按照規則攤在桌上，讓長輩找出指定的醜娃。

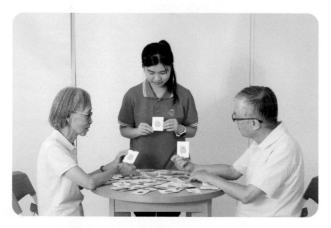

◀ 找到最多張的人獲勝。

醜娃對對碰

透過觀察圖卡特徵訓練觀察力，同時以配對方式進行訓練記憶力。在這裡使用醜娃娃桌遊排卡遊戲，過程中，也可依長輩狀況，調整或陸續增加圖卡數量，增減難易度。

 初階版　 進階版

⚠️ 注意事項 ⚠️

如果 3×2 的方式排列仍較困難，一開始可先找 2 種不同的圖卡各 2 張練習。

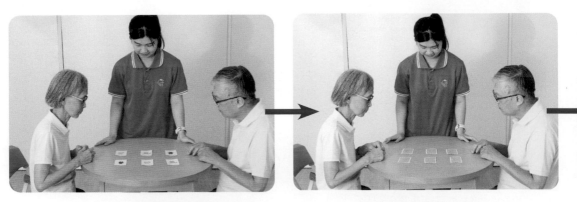

▲ 讓長輩記憶醜娃位置。　▲ 將牌卡翻至背面。

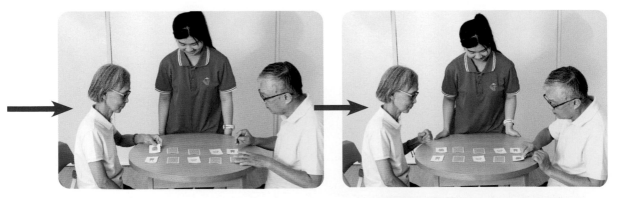

▲ 陸續增加不同圖案的圖卡。　▲ 增加圖卡更能考驗長輩的短期記憶。

256

玩法

❶ 先用 3 種醜娃圖卡（每一種圖案各 2 張），以 3×2 方式排列，並讓長輩記憶位置。

❷ 將牌卡翻面蓋住，以記憶翻牌方式進行，須找出 2 張同樣的圖卡才能得分。如果翻出來不成對，就要再蓋回去，由下一位長輩翻牌。

❸ 依長輩的狀況可陸續加入新的圖卡，提升記憶困難度。

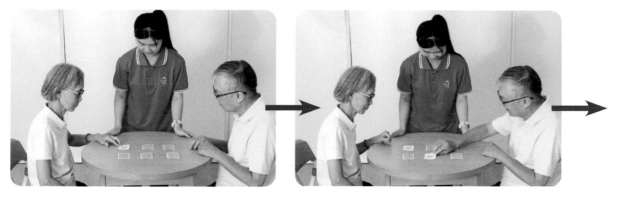

▲ 依照記憶進行翻牌，如翻開相同的可收下，不同的話要再翻回背面，由下一位長輩繼續挑戰。

▲ 剩下最後 1 組時，可詢問長輩是剩下哪種圖樣。

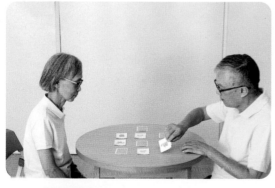

▲ 嘗試進階玩法時，不先記憶圖案位置，必須記得翻開後的圖案。

✦ 進階玩法 ✦

1. 使用幾種醜娃圖卡（每一種圖案各 2 張），直接蓋在桌上，不先記憶位置。

2. 由長輩翻開 2 張，並讓所有人記憶該位置的圖案後蓋回，再依序讓長輩翻牌，若翻到相同的可以收下得分。相反的，再讓所有人記憶後蓋回，持續進行至所有牌卡都配對成功為止。

麻將記憶

利用麻將牌的特色進行空間記憶遊戲，可以引導長輩使用記憶策略，以記憶麻將排序的位置。進行遊戲前，先備妥不同難易度的麻將排序卡、多副麻將。

麻將記憶

玩法

① 帶領者事先設計不同難易度的麻將排序卡（比如 4、6、9、12 格）。

② 因為每副麻將 1 張牌只有 4 張（像 1 副麻將內只有 4 張九萬），為了讓每位長輩都能參與活動，因此參與人數若為 4 人時，需有 1 副麻將；若為 8 人時，則要準備 2 副麻將，以此類推。

③ 帶領者展示麻將排序卡給長輩看 1 分鐘，讓長輩記憶麻將的排序位置。

④ 將排序卡蓋住，讓長輩找尋桌上的麻將，拼出剛才展示的麻將排序位置。

⑤ 最後公布答案，讓長輩彼此分享記憶的策略，討論出合適的記憶策略，鼓勵長輩採用，弄混亂麻將，再重新排序一次。

⚠ 注意事項 ⚠

● 如果有沒接觸過麻將的長輩，在活動前，須先說明圖案含意。

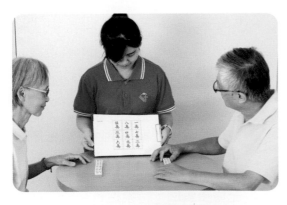

▲ 先讓長輩記憶排序位置。

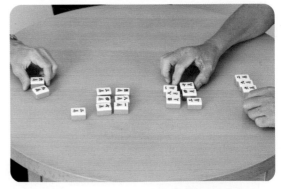

▲ 讓長輩依記憶中的樣子排出來。

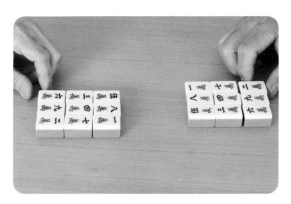

★ 進階玩法 ★

依據長輩的反應或個別不同程度，給予不同難易度的麻將排序卡，須記憶的排序格數愈少，以及排序卡內出現的麻將牌類型愈少，都代表愈簡單，例如下方範例是「萬」字麻將記憶，比混合版的麻將記憶來得簡單。

▲ 也可加入速度競賽，看誰得的正確且快速。

「萬」字麻將記憶

伍萬	八萬	一萬
三萬	四萬	七萬
六萬	九萬	二萬

混合版麻將記憶

(四條)	(二筒)	一萬
(白板)	(中條)	(四筒)
六萬	(二條)	中

Part 8 五花八門
趣味桌遊

單元介紹

在預防延緩失能失智的研究上，大多顯示多動動腦可以延緩認知退化，但若要長輩們使用如幼兒算術練習本這些，除了感到無趣之外，也會引起長輩的反彈而降低訓練意願。目前坊間也有許多適合長輩操作的活動，桌遊便是其中之一。

　　桌遊，是一種相當多元且能依照成員認知、理解狀況的不同，而調整遊戲進行方式的認知活動，它的內容可包含注意力、觀察力、邏輯推理、策略思考、抽象聯想、記憶能力、決策判斷、顏色，以及物體辨識能力等練習。除了前面單元中已經介紹的幾款桌遊，這個單元還會介紹一些充滿樂趣，而且老少咸宜的桌遊和 1 ～ 2 種玩法，讓大家也可以與長輩們同樂，說不定還能創造出屬於自己的玩法喔！

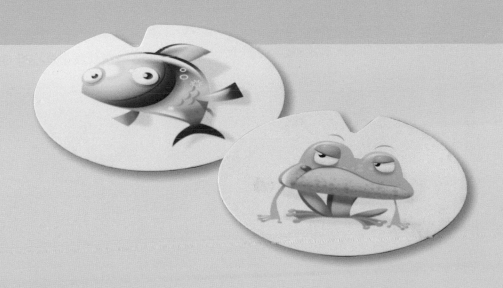

● 認識多米諾！Dominoes！

每個多米諾骨牌（Dominoes）是一個長方形牌，以一條線將其分成 2 個正方形，兩邊都標有點數或空白。可先觀察每一張骨牌上的點數，並且記憶骨牌上的不同點數，以提高比賽時的獲勝機率。此外，多米諾骨牌進行競賽目標在清空自己的手牌，並阻擋對手出牌（參照 p.263 多米諾！Dominoes！大挑戰）。市面上多米諾骨牌有 double 6、double 9、double 12，可依自身需要選擇。進行遊戲前，先備妥「多米諾骨牌」1 副。

認識多米諾！Dominoes！

玩法

① 帶領長輩認識骨牌後進行遊戲。

② 帶領者告訴長輩想要的數目，讓長輩尋找相同數目的骨牌，找到越多的人獲勝。

③ 也可以由長輩自行決定想要的數目骨牌，不可以告訴其他人，在指定時間內，盡可能拿取有該數目的骨牌，結算時拿最多的人獲勝。

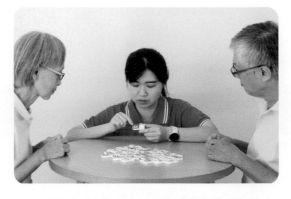

▲ 介紹多米諾骨牌上圓點代表的意義。

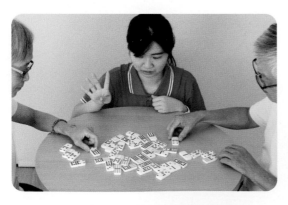

▲ 讓長輩找出指定數字的骨牌。

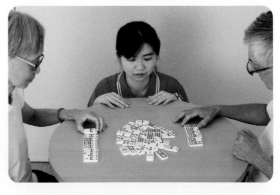

▲ 在不告知他人的情況下，長輩自己決定想要的數目骨牌，在指定時間內拿取最多的人獲勝。

多米諾！Dominoes！大挑戰

這是 P.262「認識多米諾！Dominoes！」的進階玩法,長輩們除了要記得骨牌上的點點代表的數字外,更要專注仔細觀察桌面上的骨牌,並判斷要出哪一張骨牌才會獲勝!

多米諾！Dominoes！大挑戰

玩法

① 每位長輩先隨機拿取 5 ～ 7 張牌（可依長輩的狀況調整）。

② 由拿到 double12 牌的人先出。第 2 個出牌的人,必須出有 12 的牌,並擇一邊接續擺放。

③ 如果出了 1 張有 12 和 7 的牌,再輪到下一家,就可以出有 12 或有 7 的牌。

④ 如果手上沒有可接的牌,須在公牌裡再抽一張,在下一輪才可以出牌。

⑤ 依此類推,沒公牌可抽時就暫停（pass）,誰先把牌出完就獲勝。

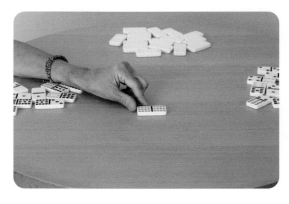

▲ 拿到 double 12 牌的人先出,如果都沒有,就往下 double 11、double 10 的人出牌。

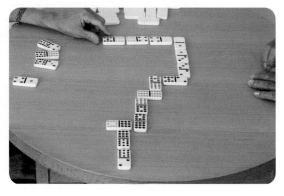

▲ 第 2 個出牌的人必須出有 12 的牌,並擇一邊接續擺放,依此類推,直到所有牌接龍完成。

● 魚樂無窮

「魚樂無窮」是一款可以練習手部精細動作、記憶力訓練的桌遊，可愛的圖案也可與家中小孩一起進行，增加遊戲樂趣。

魚樂無窮

玩法

① 蓮葉卡洗牌，背面朝上，不規則地放在桌上。

② 將 5 條魚隨意擺放在桌上，先讓長輩看這 5 條魚分別是什麼顏色，然後記下來（魚身須藏在魚頭底下）。

③ 猜拳獲勝的人先隨意翻開 1 張蓮葉卡，看牌卡上的魚是哪種顏色。憑記憶使用釣竿釣出相對應的魚，比如翻開後牌卡上的魚是紅色，要思考紅色魚身的魚在哪裡且釣出來。如果成功釣到相同顏色的魚，可以把釣的魚放在自己面前的桌上，牌卡則放到一邊或遊戲盒裡。

④ 牌卡堆中沒有魚，或是想要的顏色已先被別人釣走，也可以去釣對方的魚。

⑤ 如果釣起的魚跟牌卡的不同，那魚要放回原位，換下一個人。

⑥ 牌卡中有特殊卡，說明如下：

- 彩虹魚：如果翻開的蓮葉卡是彩虹魚，則可隨便拿 1 條小魚到自己面前（別人的也可以），但不可以看這條魚的顏色。

- 青蛙：如果抽到青蛙，則須將面前其中一條小魚推回到中間，但不可以看魚的顏色。

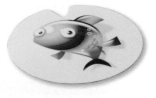 ◀ 特殊卡 彩虹魚

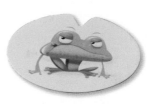 ◀ 特殊卡 青蛙

⑦ 當所有蓮葉卡都被放到遊戲盒中遊戲結束，自己面前有最多條小魚的人獲勝。

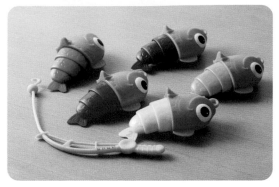

▲ 除了牌卡，還有 1 支釣竿、5 條魚身不同顏色的小魚，魚身可以縮在魚頭內隱藏顏色。

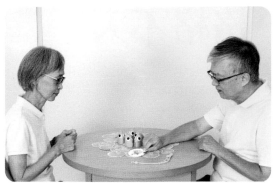

▲ 圖中長輩翻出紅色牌卡，則須釣起紅色的魚。

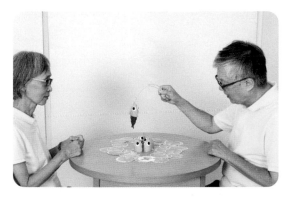

▲ 圖中長輩翻出紅色牌卡，但卻釣起紫色的魚，所以要把魚放回魚池。

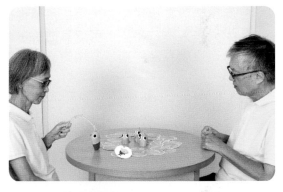

▲ 另一位長輩釣起的魚和牌卡相同，可將小魚釣到自己面前，但記得要將魚身藏在魚頭下。

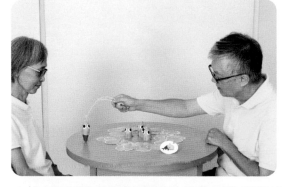

▲ 如果和牌卡相對應顏色的魚已在其他玩家桌上，可以把他釣回自己面前，所以也很考驗大家對每條魚位置的記憶。

✦ 進階玩法 ✦

可隨機混合小魚的位置，讓大家先不知道魚的位置，釣起魚後讓所有人看並記憶，以提升記憶困難度。

● 格格不入

這個遊戲是以擺放不同顏色的格子，來訓練空間概念、手眼協調。如果加入競賽，更能運用策略思考，想辦法讓自己擺放的範圍最大化，同時還要阻擋對手擺放，可以讓長輩進行多重思考。進行遊戲前，先備妥「格格不入」桌遊。

格格不入 —— 簡單輕鬆玩、同色碰邊

玩法

簡單輕鬆玩

1. 每位長輩挑選一種顏色的方塊。
2. 將棋盤放在桌子中間，每位長輩從自己方向的角落開始擺放方塊。
3. 如果有人擺放不下，可讓其他長輩協助調整方塊位置。
4. 這可以讓長輩先熟悉方塊的樣子，以及擺放時要思考空間概念。

同色碰邊

1. 每位長輩挑選一種顏色的方塊。
2. 將棋盤放在桌子中間，每位長輩從自己方向的角落開始擺放方塊。
3. 擺放時，同顏色（自己的）的方塊邊，可以連著同顏色的方塊。
4. 大家都放完後，看哪一個顏色佔據的面積最大則獲勝。

✦ 進階玩法 ✦

1. 擺放時，同顏色（自己的）的方塊僅有角可以連著角，不可以邊碰邊。

2. 每次只能擺放 1 個方塊，從自己的角落朝對面的角落擺放。同顏色的人可以自由選擇是否碰邊，但最少一定要有一個角碰在一起。如果無法擺放則暫停（pass），換下個人放，最先全部放完的人獲勝。

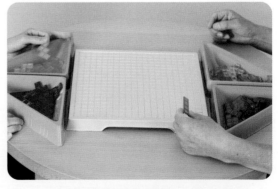

▲ 可依照參與人數調整，圖中是 2 人遊戲，所以 1 人負責 2 種顏色。

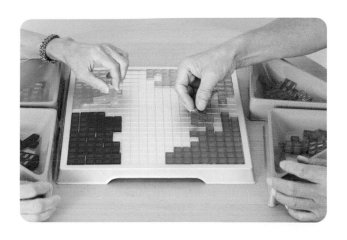

◀ 先隨意擺放，熟悉規則再進行空間概念思考，如何調整才能擺放最大面積。

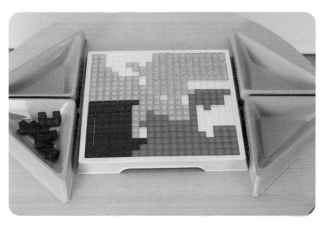

◀ 加入競賽元素，先從同顏色可連邊開始，朝斜對角擺放格子，同時阻斷對手的路線。

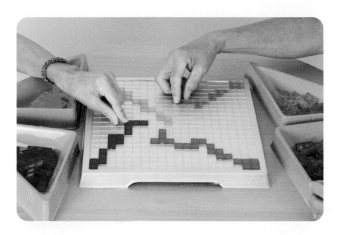

◀ 新回合可增加難度，同色系不可連邊。

賓果摸摸樂

藉由觸摸不同物體的感覺刺激,引導長輩描述觸摸到該物體的型態,來增進長輩口語描述的能力,以及其他長輩猜測物體的想像力,再將此遊戲與賓果結合,賓果率先連線的人獲勝,即可引導長輩摸出能讓自己獲勝的最佳選擇,以訓練其判斷能力。進行遊戲前,先備妥自製 A4 賓果紙張數種、不透明箱子或袋子,以及杯子、尺、梳子、香蕉、娃娃、湯匙、計算機和瓶蓋等等物品。

賓果摸摸樂

玩法

1. 將摸摸樂的內容物（杯子、尺、梳子等等）的物體圖案,自行排列組合,製成 4～5 種版本的賓果紙張（A4 尺寸）。
2. 挑選觸感材質、形狀不同的物體（杯子、尺、梳子等等）,放入不透明的大箱子或袋子中。
3. 盡量發給每位長輩不同版本的賓果紙張。
4. 帶領者（關主）先摸出第 1 個物品,接著邀請長輩輪流把手伸入袋子內觸摸物體。
5. 讓長輩描述觸摸到物體的溫度、形狀、材質等等,不可以直接說出物體的名稱,讓其他參與的長輩猜猜摸到的物體是什麼,再放上瓶蓋標記。
6. 公布答案,如果長輩答對,則瓶蓋可持續放著,相反則須將答錯的瓶蓋拿起,且該題無法作答。
7. 如同賓果的玩法,圈選的物體愈快連成 3 條線的人獲勝。

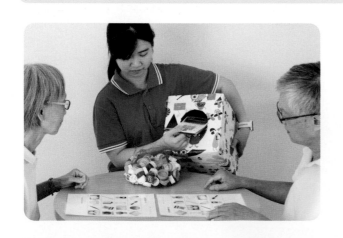

◀ 把物品放入箱子中,長輩於賓果圖卡中尋找相對應的圖片,並放上瓶蓋當作記號。

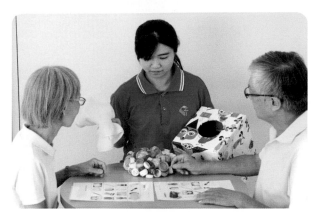

◀ 將摸到的物品透過描述其外觀、功用、觸感、特徵，讓長輩依描述尋找該物品，放上瓶蓋標記後再公布答案。

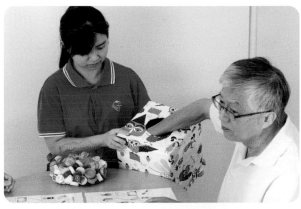

◀ 進行幾次後，可讓長輩擔任摸取物品的人，同樣先不將物品取出，透過描述尋找。

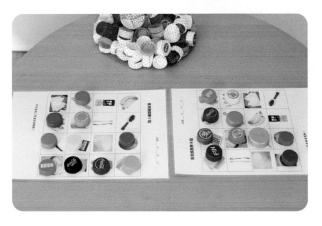

◀ 最後以瓶蓋為依據，先完成 3 條線的人獲勝。

✦ 進階玩法 ✦

依據選擇賓果遊戲格數決定難度，例如採用較簡單的 3×3 格賓果遊戲，需準備 9 樣摸摸樂內容物；採用 4×4 格的賓果遊戲，則需備妥 16 樣內容物。

● 奇雞連連

這個遊戲類似進階版的○○××，需要動動腦思考如何連成一線，加入不同大小的套偶，以及大套偶可以吃掉小套偶的規則，讓長輩需更注意使用的策略。進行遊戲前，先備妥「奇雞連連」桌遊。

奇雞連連 —— 簡單連連、進階連連

玩法

簡單連連

任選 1 個顏色（各 6 隻），想辦法讓自己顏色不分大小的 3 隻公雞連成一條直線就獲勝！

....

進階連連

❶ 任選 1 個顏色（各 6 隻），輪到的人出 1 隻自己顏色的公雞，放進任一個空格中，或直接套到任何一隻比較小的雞上，吃掉牠！

❷ 連成一條線的人獲勝。

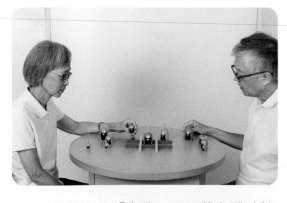

▲ 體積較大的「奇雞」可以蓋在體積較小的「奇雞」上。

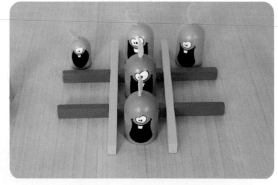

▲ 藍色「奇雞」連成一條線獲勝囉！

❋ 我的遊戲 & 活動記錄

前面各個單元中,已經介紹了許多實用且有趣的桌遊和活動,你或是和長輩玩過哪一些呢?可以將玩過的遊戲和活動,書中沒介紹的也沒關係,全部都寫在下面,當作記錄喔!

Part**9** 呼吸與心智

單元介紹

呼吸與心智是相互連結的，有機會去觀察一下人們在不同情緒下的呼吸模式：盛怒時會採用急而短促的呼吸方式，而在平緩舒適時會採用深長且柔和的呼吸方式，情緒的變化會讓我們產生不一樣的呼吸頻率。那如果反過來，讓我們利用調節呼吸的頻率，藉由改變呼吸的模式來調整負面情緒，轉換為正面且平和的情緒。有時候我們常常聽到人家說要：「正向思考！」但當事件發生時，要讓心智立即跳脫開事件，不被事件造成的情緒影響是相當困難的。「呼吸」會是一個很好的媒介，讓我們能將專注力帶到「呼吸」上，利用調節呼吸頻率轉換情緒，同時「呼吸」也可以幫助身體細胞獲得更多氧氣，活化且更新身體細胞狀態，讓身體獲得更多能量。

　　這個單元也介紹各種「引導式靜心」的方式。當自己靜靜地坐著，思緒會雜亂無章地亂飛，當你總是靜不下來時，引導式靜心是一個很好的方式，幫助自己藉由聆聽帶領者的指令，將注意力帶到身體或環境中，藉此放空思緒，讓心情逐漸緩和下來，進入一個似睡非睡的意識狀態中休息。在這個「靜心」狀態中，心裡是舒適且安靜的，可以聽到外界的聲音卻不受外界所干擾，偶爾跑出來的思緒會漸漸削減，逐漸把被雜亂思想佔據的心智騰空，讓心智 refresh 煥然一新。就像我們每天會記得刷牙洗澡，以維持身體的清潔與舒適，同樣地心智也一樣，要維持良好的「心理衛生」，可以藉由每天的靜心練習，清除雜亂的思緒干擾，維持心智的清新與舒適。

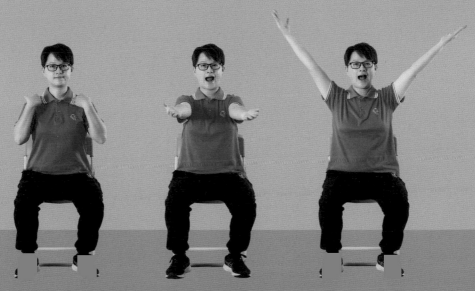

●哈氣運動

哈氣運動是利用不同方向的吸氣、哈氣，增加肺部的運動，也藉此吶喊一下紓解身心壓力。練習呼吸最重要的是「空氣清新」，要記得在有良好通風的環境下進行。哈氣運動共有 6 個動作方向（向前、上、下、左、右、上下振動），現在就來試試吧！

哈氣運動

技法

① **起始動作**：將雙手放在肩膀上用鼻子吸氣

② **向前**：雙手放肩，用鼻子吸氣，雙手向前伸直用嘴巴哈氣，執行 10 次。

③ **向上**：雙手放肩，用鼻子吸氣，雙手向上伸直用嘴巴哈氣，執行 10 次。

④ **向左**：轉身向左，雙手放肩，用鼻子吸氣，雙手向左伸直用嘴巴哈氣，執行 10 次。

⑤ **向右**：轉身向右，雙手放肩，用鼻子吸氣，雙手向右伸直用嘴巴哈氣，執行 10 次。

⑥ **向下**：先做 2 次緩慢的脊椎捲屈動作，吸氣畫圈，呼氣雙手交叉抱胸，低頭向胸，慢慢拱背縮腹，身體慢慢地向下捲起來，雙手伸直向下摸著腳，停留在這個位置一下，觀察一下身體的感覺，有沒有腰痠背痛，停留在這個位置拉拉背延展一下。完成 2 次脊椎的按摩後，身體捲曲雙手放肩吸氣，雙手向下伸直用嘴巴哈氣，執行 10 次，完成後身體慢慢起來，做 2 個深長的吸氣吐氣調整一下呼吸。

⑦ **上下振動**：雙手放在身體的兩側，聳肩握拳吸氣向上，呼氣時肩膀放下、雙手張開，嘴巴張開發出「哈」的聲音，執行 10 次。

⚠ 注意事項 ⚠

● 做哈氣功時，速度不用太快，飽滿的吸氣、哈氣才是最主要的。哈氣時注意不是用喉嚨大聲發音，而是用一點丹田的力量，把腹部體腔的空氣哈氣排出體外。

● 建議在空氣清新，或者空氣流通的環境下進行。

● 哈氣功的呼吸吐氣會擠壓到體腔臟器的空間，因此建議不要在吃飽飯後進行。

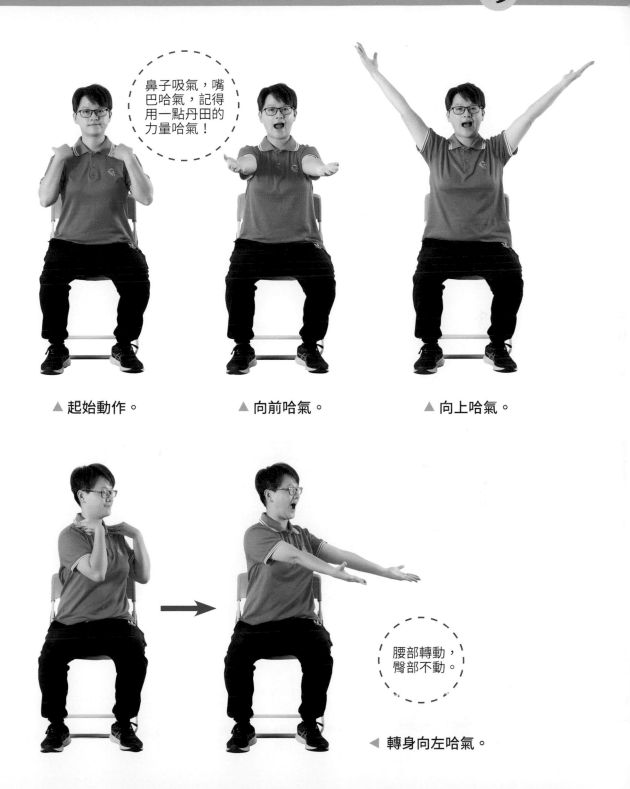

鼻子吸氣,嘴巴哈氣,記得用一點丹田的力量哈氣!

▲ 起始動作。

▲ 向前哈氣。

▲ 向上哈氣。

腰部轉動,臀部不動。

◀ 轉身向左哈氣。

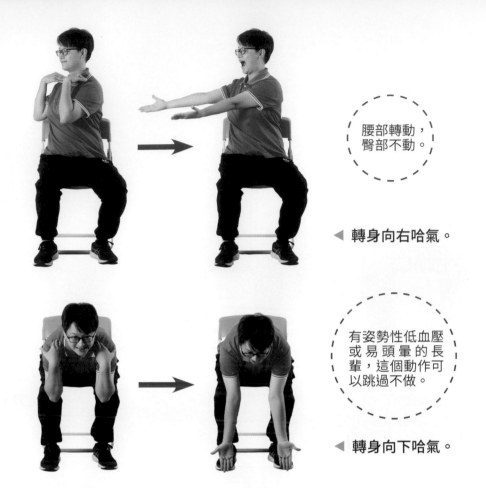

腰部轉動，臀部不動。

◀ 轉身向右哈氣。

有姿勢性低血壓或易頭暈的長輩，這個動作可以跳過不做。

◀ 轉身向下哈氣。

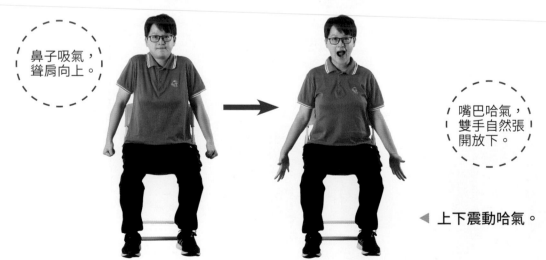

鼻子吸氣，聳肩向上。

嘴巴哈氣，雙手自然張開放下。

◀ 上下震動哈氣。

●圓唇呼吸法

圓唇呼吸法，是透過調整呼吸的速度，從鼻子深吸氣，嘴巴緩慢呼氣，讓心情逐漸緩和平靜下來。

圓唇呼吸法

技法

1. 採用自然的坐姿，雙手掌心朝上放在大腿上。
2. 身體放輕鬆，用鼻子吸氣，嘴巴呼氣。
3. 呼氣時，讓口腔嘴唇只露出一個小圓縫，當呼氣時能夠緩慢地細長地呼氣，讓呼氣的速度要比吸氣的速度更緩慢，可以自己默數節拍感受一下速度，來回做 5 ～ 10 次鼻子吸氣、圓唇呼氣，觀察體內的感覺與變化。
4. 當動作熟悉時，可以聆聽語音指令閉上眼睛進行。

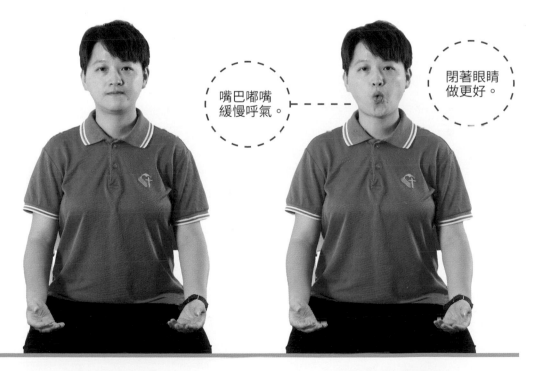

嘴巴嘟嘴緩慢呼氣。

閉著眼睛做更好。

▲ 鼻子深長吸氣。

▲ 圓唇緩慢呼氣。

●簡易呼吸調息法

呼吸是身體與心靈之間的溝通橋梁，有沒有發現當我們生氣時，呼吸會變得短促，而當我們望向大海，欣賞大自然的美景時，會用深長平順的呼吸吐氣，深吸一口氣、伸個懶腰，彷彿所有的煩擾都一掃而空。

簡易呼吸調息法，就是透過調節呼吸的速度，以鼻子吸氣、呼氣進行，調整呼吸頻率，使心靈平靜放鬆。

簡易呼吸調息法

技法

① 採用自然的坐姿，可以坐在椅子上或瑜伽墊上進行。

② 雙手掌心朝上放在大腿上，身體放輕鬆脊椎挺直，用鼻子吸氣，鼻子呼氣。

③ 依照以下頻率：在心中默數吸氣 4 秒，閉氣 4 秒，呼氣 6 秒，閉氣 2 秒，完成 1 回合，再反覆進行「吸氣—閉氣—呼氣—閉氣」，可重複 5 ～ 8 回合，觀察體內的感覺與變化。

④ 過程中忘記呼吸的秒數也沒有關係，只要記得呼氣要長一點，吸氣與呼氣轉換之間憋住氣暫停一下呼吸。

⑤ 當呼吸步驟熟悉時，可以聆聽語音指令閉上眼睛進行。

⚠ 注意事項 ⚠

閉著眼睛進行，結束後可以回到自然的吸氣與呼氣，完全準備好時再張開眼睛。剛開始稍微需要用心跟上，後面幾個回合熟悉了，就能不費力進行。

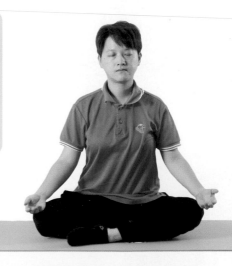

▲ 舒服坐姿鼻子吸氣鼻子呼氣。

巴式呼吸法

巴式呼吸法（Bhastrika），又稱風箱式呼吸法，我們可以把整個胸腔想像成大型的風箱，吸氣時，橫膈膜收縮、胸腔壓力增大，呼氣時，橫膈膜放鬆、胸腔壓力變小，透過來回的吸氣、呼氣，交換體內的氣體，讓身體獲得更多的能量。

巴式呼吸法

技法

① 練習呼吸法時，需確保通風良好，即使使用室內空調，仍建議開窗保持空氣清新。

② 準備動作：採用舒服的坐姿、保持脊椎挺直，雙手握空拳在身體的兩側，肩膀放輕鬆，先調整呼吸，深吸一口氣再吐出來。

③ 巴式呼吸開始：全程採用鼻子吸氣、鼻子呼氣。吸氣時，雙手向頭頂上方伸直；呼氣時，微微用力，鼻子發出像擤鼻涕的聲音，同時雙手握拳向下，回到肩膀兩側，連續做 15 ～ 20 次（1 回合），熟悉動作後可閉眼進行。

④ 完成 1 回合後，雙手放在大腿上休息，恢復自然的呼吸 3 ～ 5 次，再進行下一回合巴式呼吸，重複上述步驟，共需完成 3 回合。

⚠ 注意事項 ⚠

● 罹患高血壓、青光眼的人，以及孕婦不適合做巴式呼吸的練習。

● 建議在空腹時練習巴式呼吸。

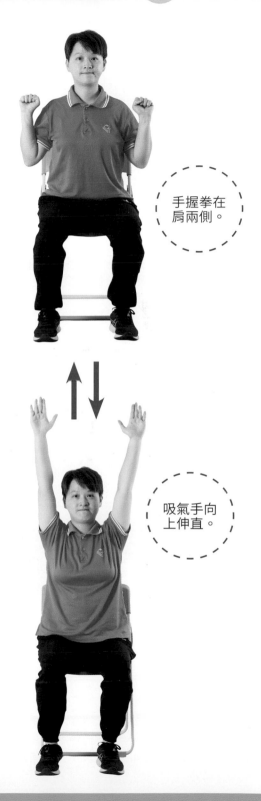

手握拳在肩兩側。

吸氣手向上伸直。

●瑜伽放鬆休息法

瑜伽放鬆休息法（Yoga nidra），是一種全身身體掃描的觀想放鬆練習，幫助我們放鬆身體各個部位，釋放壓力與疲勞感，藉由呼吸放鬆讓身體，以獲得深沉的休息。這裡可以搭配錄音檔練習。

瑜伽放鬆休息法 錄音檔
https://reurl.cc/77p7ny

技法

① 選擇一個舒服不受打擾的空間，可以輕鬆地躺在瑜伽墊上或床上，仰臥著，將全身的重量都交給大地（或在床上），這個過程中你什麼都不需要做，只要簡單的聆聽語音指令，跟著指令觀想到你身體各個部位就好。只是輕輕地想到，毫不費力地，你不用做任何的動作。

② 感覺放在你的身體裡，每一次的呼吸都讓你感覺到更加的放鬆。當過程中如果不小心睡著了，那就入睡吧！不用擔心，當你的身體休息足夠了，會自然的醒來。

③ 這個身體掃描的練習可以在平日午休執行，也適合在晚上睡前時進行，可以減少心裡的噪音，清空腦袋幫助入眠。

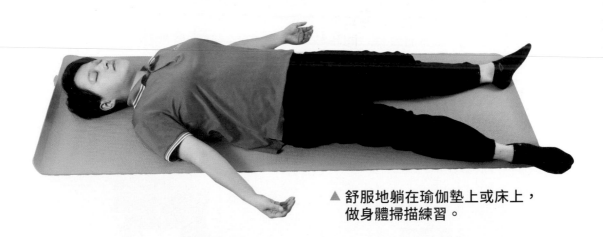

▲ 舒服地躺在瑜伽墊上或床上，做身體掃描練習。

＊「瑜伽放鬆休息法（Yoga nidra）」音檔，是邀請國際生活的藝術基金會淨化呼吸法暨靜心指導老師——陳冠伃老師錄製。國際生活的藝術基金會（www.artofliving.org）致力於呼吸法與靜心的教學，以促進人們身體、心靈和情緒健康。

● 微笑靜心

透過引導式微笑靜心（smile meditation）的指引，讓你的心智跟著引導放鬆身體各個部位的肌肉，臉部、頭部、胸部、腹部、臀部、腿部等等，一一放鬆身體各個部位，並且喚起身體各個部位細胞的微笑，紓解細胞的壓力，讓你的微笑擴展，身體每個角落的細胞都能夠綻放微笑，獲得喜悅的能力。

微笑靜心

錄音檔
https://reurl.cc/77p7ny

技法

① 以坐姿或躺姿進行，若以坐姿，務必保持脊椎能挺直，腿部能著地或舒服地放在椅上，讓腿部不要騰空，能夠完全有支撐以獲得最佳放鬆。

② 若環境允許，可以調整空調到適當的溫度，以及開啟部分窗戶，增加一些新鮮空氣的對流會更佳。

＊「微笑靜心」音檔，是邀請國際生活的藝術基金會淨化呼吸法暨靜心指導老師——陳冠伃老師錄製。國際生活的藝術基金會（www.artofliving.org）致力於呼吸法與靜心的教學，以促進人們身體、心靈和情緒健康。

●蜂蜜靜心

透過引導式蜂蜜靜心（honey meditation）的指引，想像有溫溫熱熱的蜂蜜由你的頭頂上緩慢地流下，流經你的身體各個部位，讓你的身體部位得到放鬆，在溫暖的蜂蜜之中，完全地舒展放鬆與休息。

蜂蜜靜心 錄音檔
https://reurl.cc/77p7ny

技法

① 以坐姿或躺姿進行，若以坐姿，務必保持脊椎能挺直，腿部能著地或舒服地放在椅上，讓腿部不要騰空，能夠完全有支撐以獲得最佳放鬆。

② 若環境允許，可以調整空調到適當的溫度，以及開啟部分窗戶，增加一些新鮮空氣的對流會更佳。

＊「蜂蜜靜心」音檔，是邀請國際生活的藝術基金會淨化呼吸法暨靜心指導老師——陳冠伃老師錄製。國際生活的藝術基金會（www.artofliving.org）致力於呼吸法與靜心的教學，以促進人們身體、心靈和情緒健康。

帶著心智去旅行

練習運用心智冥想的方法來轉換念頭，用轉念分心的方法，減少心裡出現過多的負面思想，打破負面思想造成身體疼痛感的惡性循環。

帶著心智去旅行

技法

① 請選擇一個舒服不受打擾的空間，閉上眼睛舒服地坐著。首先可以先想像有一片檸檬在你的鼻子前方，你聞到檸檬酸酸甜甜的味道，接著感覺到把檸檬放在嘴裡，輕輕地咬下，感覺檸檬地汁液擴散到你整個口腔中，酸酸甜甜的汁液，讓你不由得吞了口水，觀察自己身體的變化，彷彿真的將一片檸檬含進嘴裡一般，光是用想像的方式，已經讓我們產生生理變化，增加唾液的分泌。

② 不妨讓我們練習去想像你最喜歡的景色環境，比如大自然的風景，海浪拍打岸邊的聲音，每天可以花個五分鐘的時間，靜靜地坐一下，帶著心智去旅行，觀想一下美好的景緻，讓心智引領身體得到舒壓放鬆。

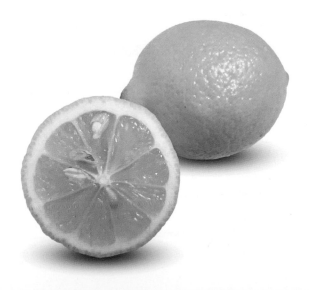

Magic052

年長者的體適能、腦適能活動影音圖解，預防和延緩失能＆失智！
提供近450張解說圖片＋34個影片QR Code＋16個教案＋6個簡報檔案下載

作者｜吳孟恬、鄭雅安
攝影｜林宗億
美術｜許維玲
編輯｜彭文怡
校對｜連玉瑩
企畫統籌｜李橘
總編輯｜莫少閒
出版者｜朱雀文化事業有限公司
地址｜台北市基隆路二段13-1號3樓
電話｜02-2345-3868
傳真｜02-2345-3828
e-mail｜redbook@ms26.hinet.net
網址｜http://redbook.com.tw
ISBN｜978-626-7064-76-4
初版一刷｜2024.02
定價｜560元
出版登記｜北市業字第 1403 號

國家圖書館出版品預行編目

年長者的體適能、腦適能活動影音圖
解，預防和延緩失能＆失智！提供近
450張解說圖片＋34個影片QR Code
＋16個教案＋6個簡報檔案下載／吳
孟恬、鄭雅安著
-- 初版. -- 臺北市：
朱雀文化事業有限公司, 2024.02
面；公分（Magic ; 52）
ISBN 978-626-7064-76-4（平裝）
1.CST：體適能 2.CST：益智遊戲
3.CST: 中老年人保健
411.71

＊感謝影音示範：鄭淑玲、陳爵攀、吳孟恬、鄭雅安、盧彥文、陳冠仔

About 買書：
●實體書店：北中南各書店及誠品、金石堂、何嘉仁等連鎖書店均有販售。建議直接以書名或
作者名，請書店店員幫忙尋找書籍及訂購。
●●網路購書：至朱雀蝦皮購書 (搜尋「朱雀文化書房」)、朱雀文化網站，可享優惠，博客來、
讀冊、PCHOME、MOMO、誠品、金石堂等網路平台亦均有販售。